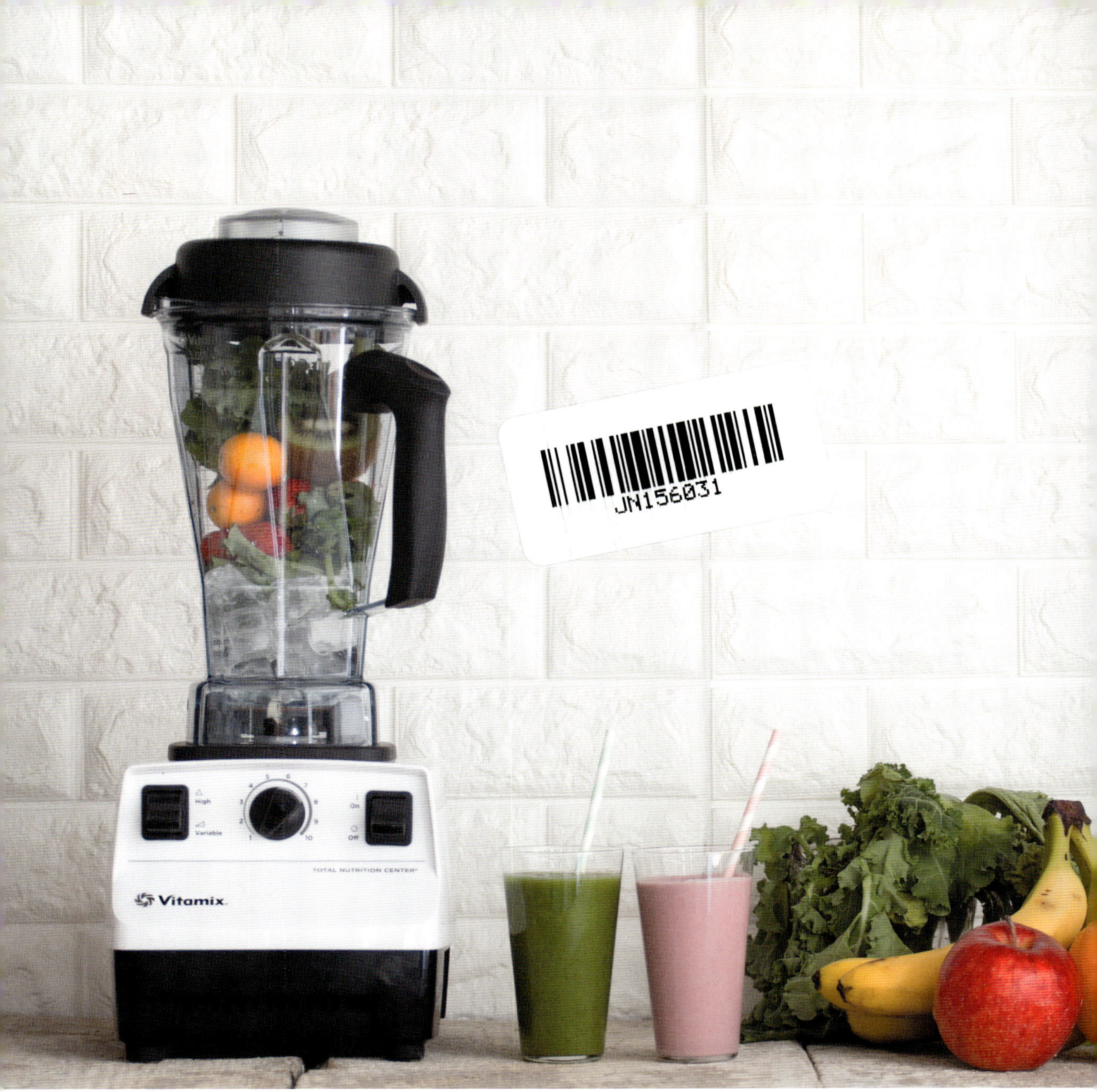

きょうのカラダを、起動しよう。

カラダ・ココロ・マインドが整う食べ方と暮らし

朝の過ごし方を見直して、「カラダ・ココロ・魂《マインド》」に変革を！

WHO（※）では、健康とは、「病気でないとか、弱っていないということではなく、肉体的、精神的、そして社会的にも、すべてが満たされた状態にあること」としています。ここへ「霊的（スピリチュアル）な健康」を加える案が出されたことがあります。

私たちは「食」によって植物や動物の生命とつながり、親しい人たちと食卓を囲む楽しい時間を得ます。自分に合った食べ方で感性が研ぎすまされ、世界をよりいきいきと捉えることもできるようになります。こうした自分らしく生きる充実感や目に見えない幸福感、という視点で「食」を見直すことは、「霊的な健康」も含めた本当の意味での健康に近づくことなのかもしれません。

本書では、そんな「本当の健康」への一歩を踏み出している方々の「食」や暮らしをご紹介しています。共通しているのは、とくに朝の過ごし方を大切にしていること。「朝」を見直すことが、健康への近道につながりそうです。各章ごとに紹介しているレシピも参考に、まずは「朝」から、おいしく楽しく、自分改革をはじめてみませんか？

※世界保健機関

野菜中心に、バランスよく食べましょう

「ベジタリアン」の語源は、ラテン語の「vegetus＝健康で、生命力にあふれている」です。野菜をベジタブルと呼ぶことから、「ベジタリアン」は野菜のみを食べる人と捉えられていますが、本来は「健康で生命力にあふれた人」を指します。
「野菜を中心にした食」は、生命力を取り戻すための方法のひとつです。もちろん野菜だけではなく、肉、卵、魚、乳製品などを組み合わせて食べる選択肢は、いくつもあってよいでしょう。より自分らしい食べ方と出会うことが重要です。

What's health?

「本当の健康」とは、肉体的・精神的・
社会的・霊的に満たされ、生命力にあふれた状態と考えます。
「本当の健康」を得るためには、「食（Foods)」「暮らし（Life)」
「心身の癒し（Healing)」からアプローチすることができます。

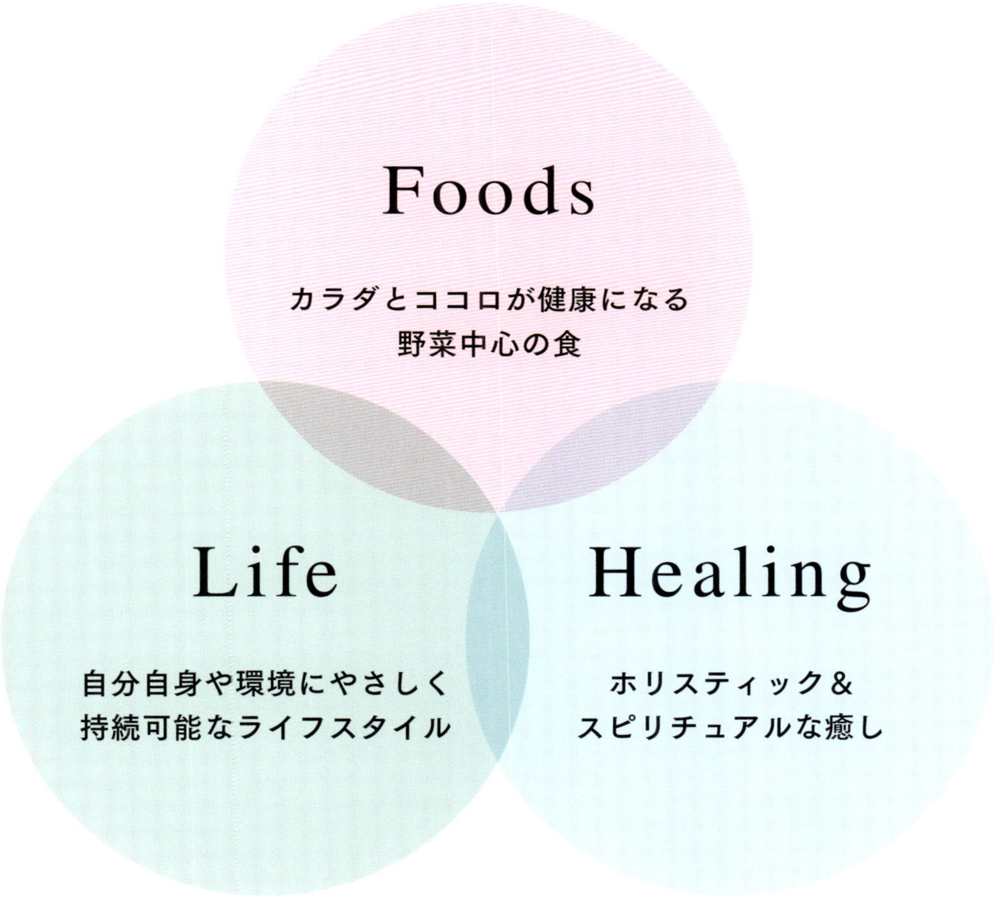

contents

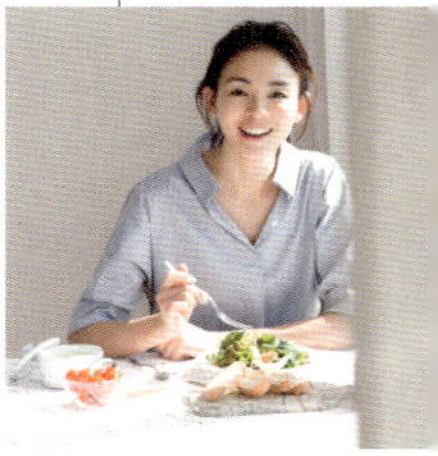

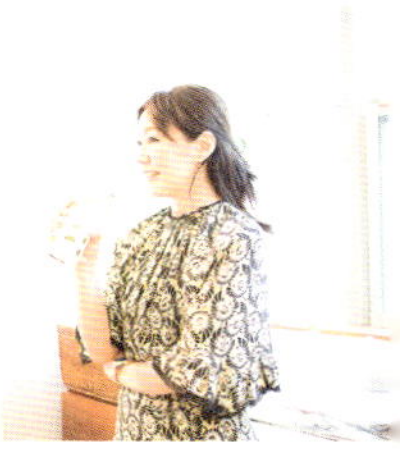

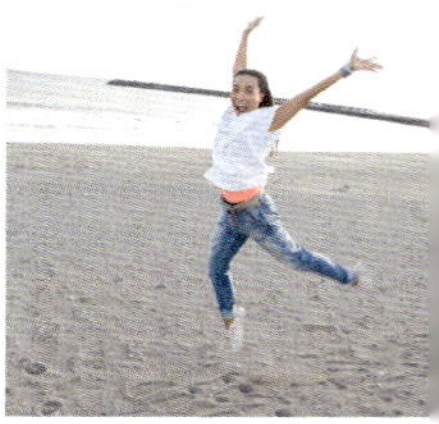

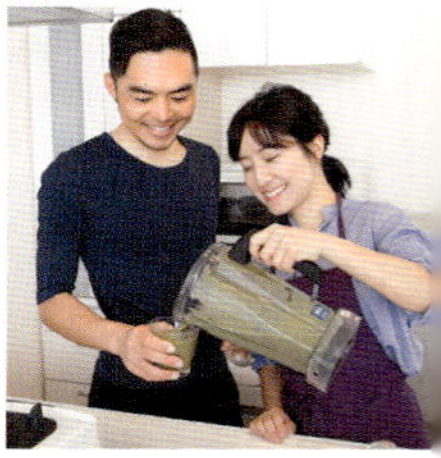

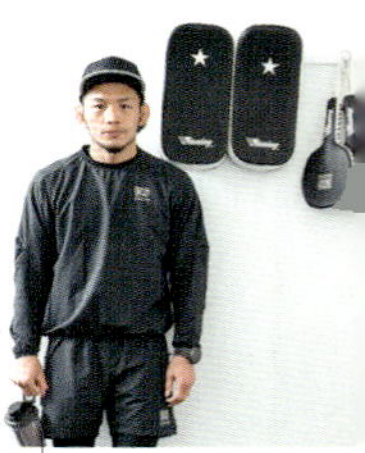

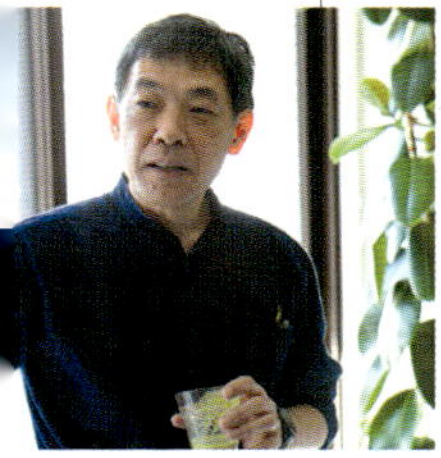

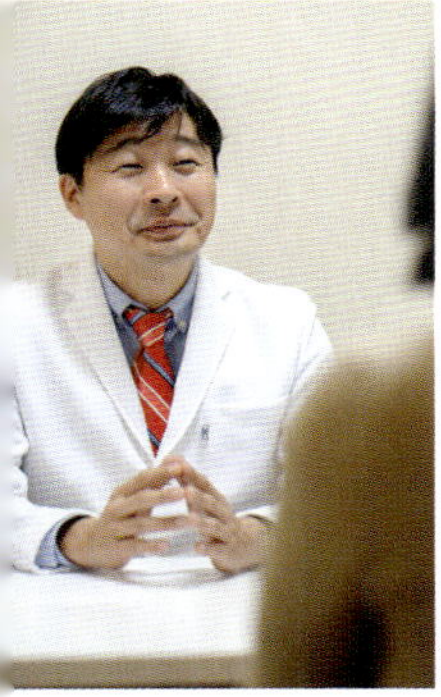

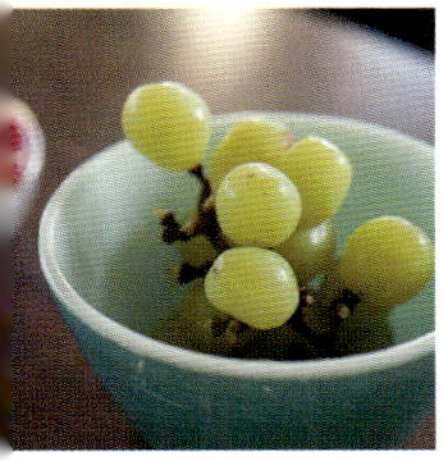

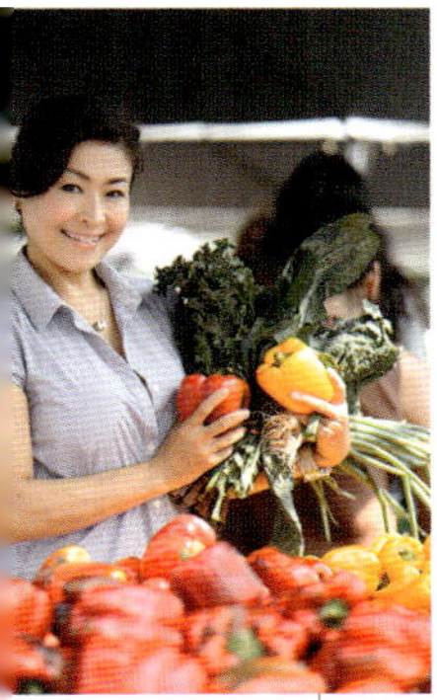

レシピに出てくる用語解説

【バイタミックス】 レシピでは、ブレンダーにバイタミックスTNC5200（スタンダードタイプ）を使用しています。

【運転モードHIGH】 高速回転。

【運転モードVARIABLE】 低速回転。

【スピードダイヤル】 スピードを調整するダイヤル。食材を砕く細かさは、スピードの早さに比例します。

【ウエットコンテナ】 バイタミックスに付属されている通常のコンテナ。

【ドライコンテナ】 別売りのコンテナ。ブレード（刃）の形状がウエットコンテナと異なります。乾燥した食材を粉状にしたり、パン生地を練ったりすることができます。

【タンパー】 食材をスムーズに効率的に撹拌するのをサポートします。上部フタの透明キャップを外してセットし、食材を混ぜるために使います（写真右）。

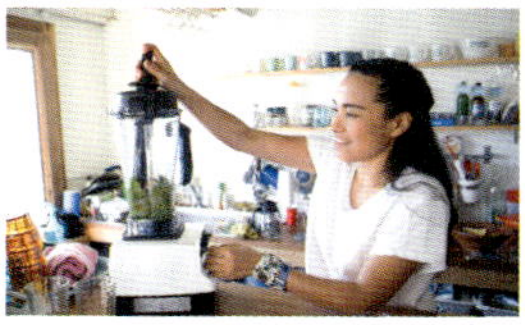

【パルス】 短い時間だけ電流を通すこと。

バイタミックスTNC5200

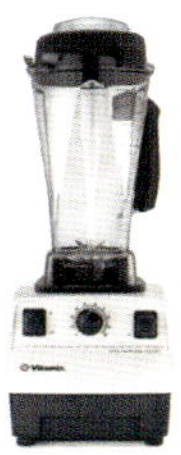

タンパー

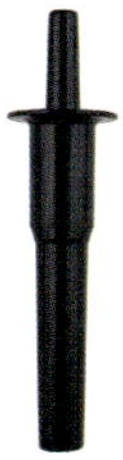

ドライコンテナ(別売)

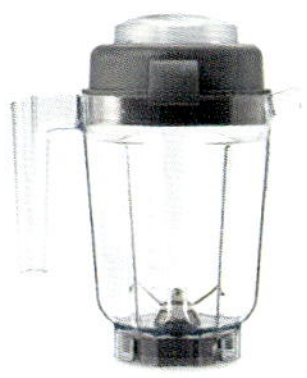

※用途により数種類あります。

section 1

Beauty

“きれい”をつくる 朝ごはんと自分時間

“きれい”をめざすなら、「食」の見直しに加え、自分自身と向き合う内観が必要。
迷いがなくなり、必要なものを選び取れるいい流れも生まれます。

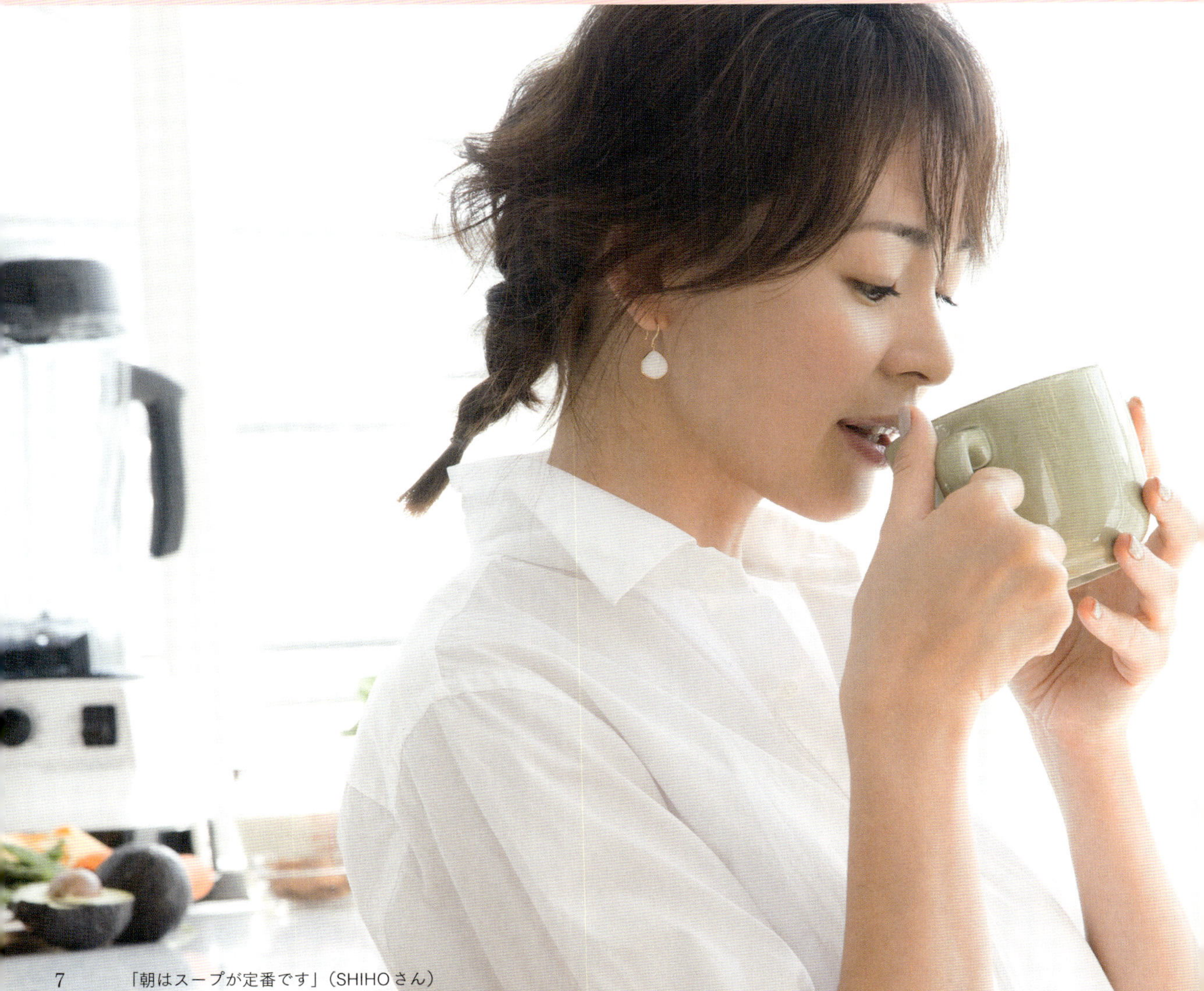

「朝はスープが定番です」（SHIHOさん）

“きれい”は、朝日のパワーと自分と向き合う時間から

section 1

［モデル］

SHIHOさん

「朝はいつも清々しい気持ちで迎えます」というモデルのSHIHOさんの暮らしは、早寝早起きが基本。40代という年齢を感じさせないその美しさの秘密を、食や生きる姿勢に探りました。

「朝は起きたらまず窓を開け、風を通し、太陽の光を浴びながらヨガをします。朝日にはすごいパワーがあるし、朝の空気は新鮮で気持ちいいですよね」とＳＨＩＨＯさん。朝食にはスープやスムージーを飲むことが多いといいます。

「バイタミックスを使うと、なめらかなポタージュが手軽にできます。にんじんなどの根菜類もあっという間に砕き、食べやすくなるのがいいですね。

ポタージュは、茹でた野菜を、牛乳や豆乳、塩、オリーブオイルと一緒にバイタミックスにかけ、そのまま冷製でいただいたり、鍋に戻して温めて飲んだり。オリーブオイルを入れると、コクや風味がプラスされてプロっぽい味になります。

野菜はブロッコリーやコーンなどどんなものでもいいけれど、旬のものや新鮮さを重視したい

profile／

SHIHO

日本のトップファッションアイコンとして、またファッション雑誌・テレビ・ラジオ・広告・出版・プロデュース業など広く活躍し、幅広い世代の女性から支持を受けている。最近ではヨガイベントにて講師としても活躍。著書に『SELF CARE 今すぐ始められる40のアンチエイジング法』（幻冬舎）などがある。

写真／彦坂栄治　ヘアメイク／平元敬一　スタイリング／酒井美方子
衣装協力／MARIHA、SAYAKA DAVIS、SONOMANIA
撮影協力／nanadecor、Salon de nanadecor

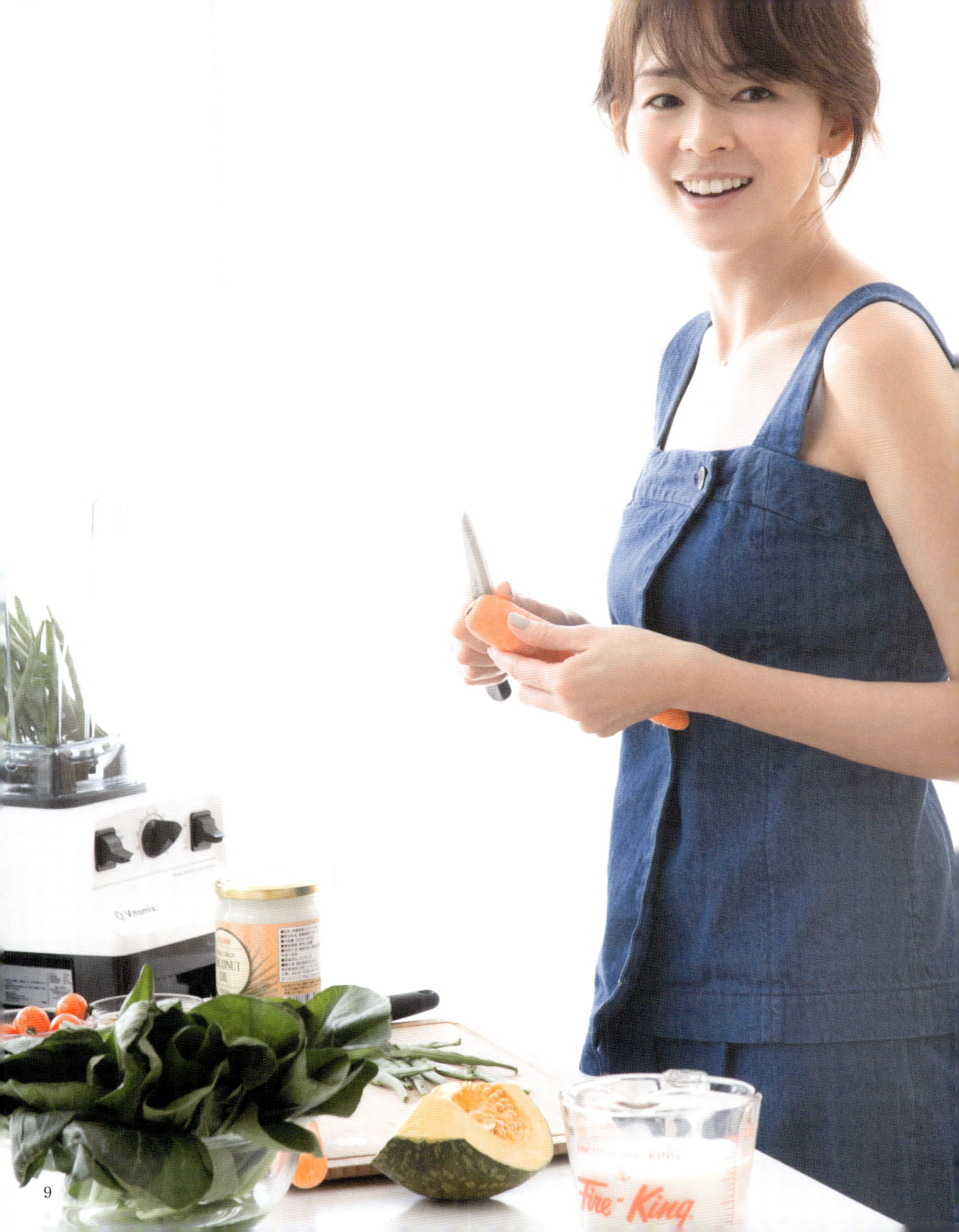
Fire-King

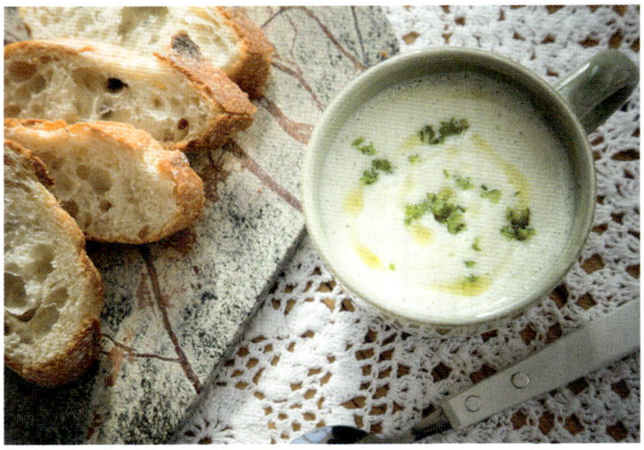

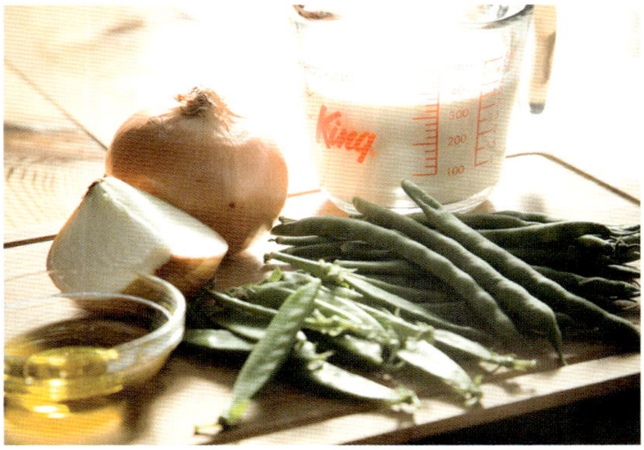

豆の冷製スープ

①さやえんどうやインゲン、玉ねぎ、水、野菜ブイヨンを入れ煮込みます。
②バイタミックスに柔らかく煮込んだ①と牛乳、オリーブオイルを入れて混ぜます。
③塩で味を整えたら完成。鍋に戻し、温めてもおいしい。

ですね。最近はさやえんどうのスープがお気に入りです。

　朝、忙しくて時間がないときは、前の晩に野菜を煮込んで、朝はバイタミックスにかけるだけにしておくとラクですね。ポトフや鍋物などの残り野菜をスープにするのもおすすめ。肉じゃがの残りをスープにしても、だしが出ていい味になりますよ」

　SHIHOさんには、現在5歳になる娘さんがいます。

「子どもを見ていると、食べ物は人を変える力があるとつくづく感じます。子どもはエネルギーの代謝が早いので、食の影響が出やすいんです。新鮮で質のよい食材をしっかり食べていると、疲れにくく元気に動けるけれど、食事を適当に済ませてしまったときには、ふにゃふにゃして力が出ないようです。

　また食べているものによって、からだつきや性格の傾向が出るようにも思います。根菜系をよく食べる子は、足腰ががっちりしていて落ち着きがある感じがするし、うちの子は木になるような果物が好きだから、いつも好奇心のままにふわふわとしている感じがします」

　モデルという職業柄、食が自分自身のからだに与える影響にも、とても敏感です。

「40歳になる前に、代謝が落ちてきたのを感じました。からだのお肉の付き方の変化もあったので、食生活を見直し、肉を魚に変えたり、酸化した油は摂らないようにしたり、乳製品や粉ものも控えるように。夫も、試合前にはからだづくりのため、食事内容を変えますが、明らかに肉付きが変わるので驚きます。食がからだに与える影響を間近に見て、それを参考に自分自身でも何を食べるとどうなるかなど、いろいろ実験しています」

ある一日の過ごし方

6:30　起床。太陽の光を浴び、部屋の空気の入れ替えをする。神棚に水と塩、ごはんを供える

6:45　ヨガ

7:30　朝食＆娘のお弁当の支度

8:00　幼稚園登園準備

9:30　撮影

14:00　幼稚園お迎え

15:30　娘の習いごと、夕食の買い物

17:00　夕食づくり

18:30　夕食

19:30　娘とお風呂

20:30　絵本読み聞かせ、寝かしつけ

21:00　自分時間

22:30　就寝

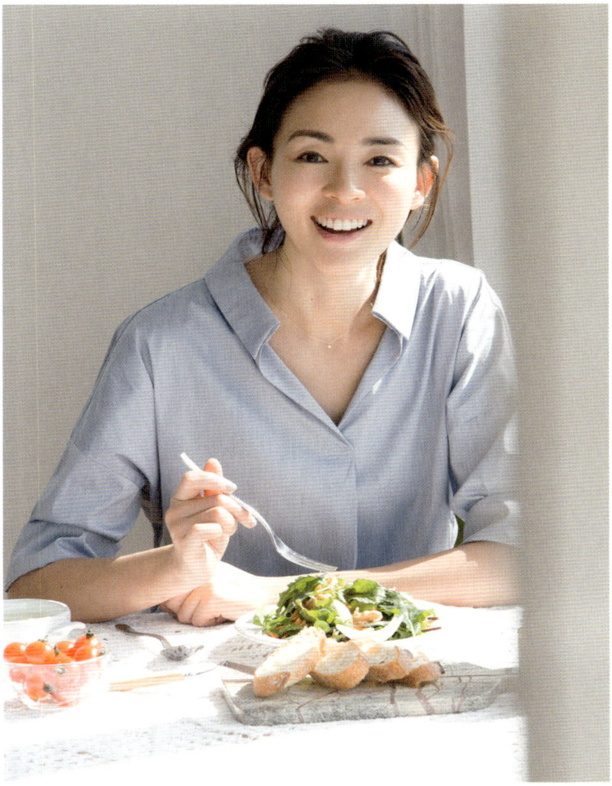

「朝はスープやスムージー、
野菜たっぷりの食事で満たされます」

元気をチャージしてくれる、お気に入りスーパーフード

「アボカド、アサイー、マカ、ココナッツ、マヌカハニー、納豆、ナッツ類はお気に入りの食材です。マカやアサイーはドリンクや錠剤で取ることも。ココナッツウオーターも好きだし、ココナッツオイルは頭皮マッサージによく使っています。マヌカハニーとプロポリスを入れたヨーグルトはわが家の定番。抗菌作用があるので、子どもの調子が少し悪いかな、と感じたときにも食べさせています」

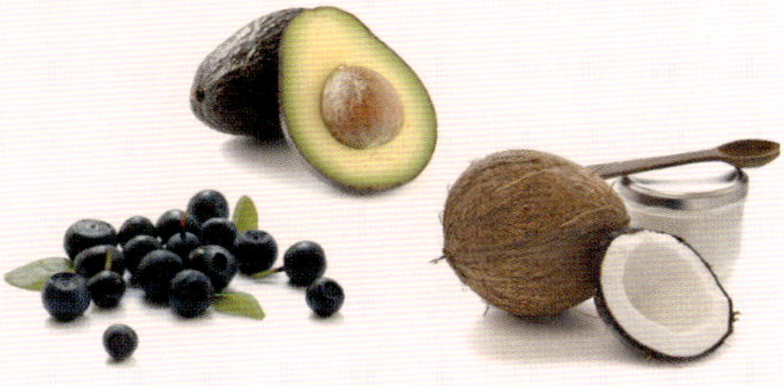

「自分を大切にできなければ、まわりの人も大切にできない。それを教えてくれたのも、ヨガでした」

ＳＨＩＨＯさんは内面のケアも重視しています。その方法のひとつが、12年続けているヨガ。

「ヨガは自宅でも手軽にでき、心身ともに浄化されリフレッシュします。ヨガをすると、自分自身を客観的に見られるようになり、迷わなくなり人生の流れもよくなりますね。調子の善しあしも、自分のフラットな状態を知っていないとわからないもの。それがわからないと調子が悪いことに気づけないかもしれません。ヨガをすれば心身ともに調子がよくなるし、それによって心身の好不調がつかめれば、不調時の対処法も見えてきます」

そんなＳＨＩＨＯさんも、子育てや仕事に忙しく精神的に参ってしまった時期もあったとか。

「そこでふと立ち止まり、自分の時間をいかに持てていなかったかに気づきました。自分を大切にしなかったことで生活全体の流れが悪くなっていたんです。その後、ヨガや読書、友人と会うなど自分の時間を意識的に持つように心がけたら、毎日が楽しくなり、ものごともスムーズに動きだして調子もよくなりました。自分を大切にしなければ、まわりの人も大切にできないことを痛感しましたね。

どんな自分になりたいかを知ることも大事です。私は女性として凛と美しく年を重ねたいと思っています。そして、関わるすべての人に笑顔であってほしいから、まず自分が笑顔を絶やさない人でありたいですね」

心身ともに余計なものを抱え込まないのがＳＨＩＨＯさん流。

「いやなことを持ち越さず、今日は今日、明日は明日の風が吹く！　という感じ（笑）。今後も何でもむずかしく考えないで、楽しくフレッシュにやっていけたらいいなと思っています」

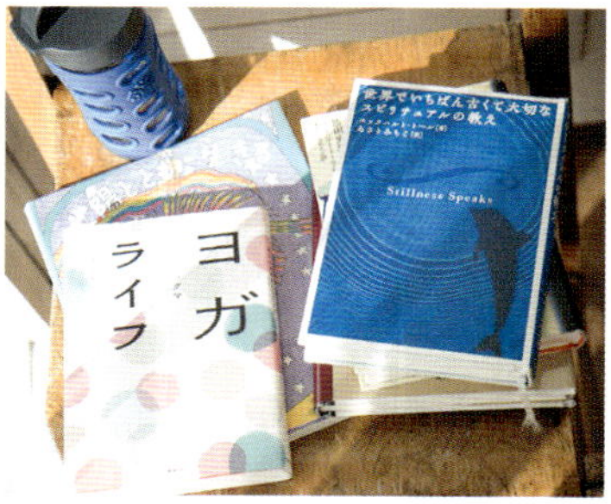

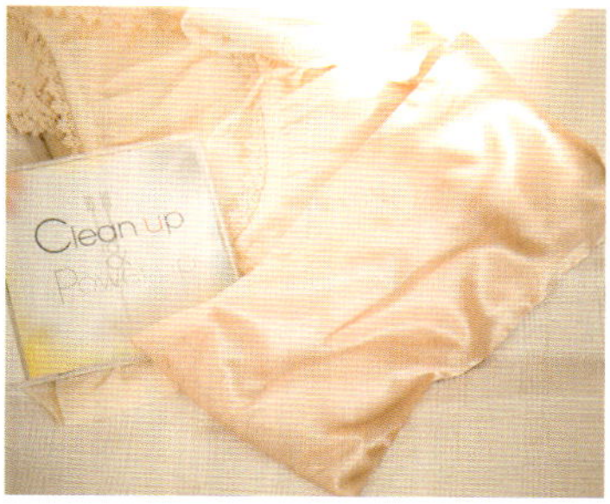

右　愛用のBRAIN RESTの安眠枕と癒し系CD。枕はヒマラヤのピンク岩塩が入っていて浄化作用も。

左　「エックハルト・トールさんの本は、読むと心が静まります」。写真は愛読書の一部。『世界でいちばん古くて大切なスピリチュアルの教え』（エックハルト・トール／著　徳間書店）、『ヨガライフ』（ケン・ハラクマ／著　春秋社）、『太陽とともに生きる』（アリシア・ベイ＝ローレル／著　草思社）。

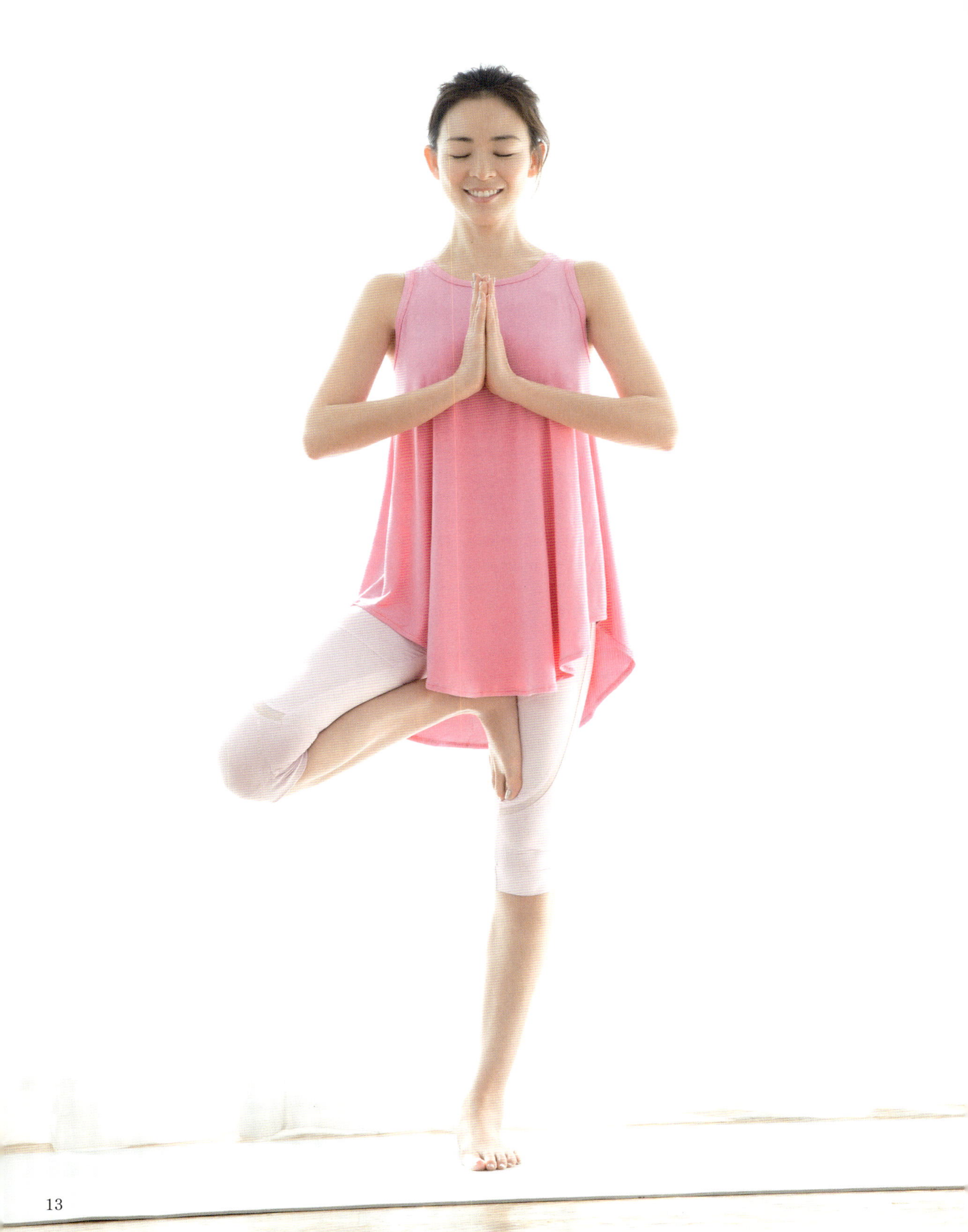

迷いなく決断するためには、食事や朝の瞑想時間を大切に

［『Numéro TOKYO』編集長］

田中杏子さん

ファッション界をリードし続けて25年。スタイリストであり、
『Numéro TOKYO』の編集長でもある田中杏子さんは、
忙しいからこそ、「食」やひとりになる時間を大切にしています。

編集者は人と会うことが仕事。気を抜くとアフターファイブがすべて会食で埋まってしまうこともあるといいます。

「フリーでスタイリストをしていた頃は土日もなく働いていましたが、子どもができてからはどんなに忙しくても週末だけは休みを取ろうと決めました。雑誌は毎月刊行するルーティンワークなので、仕事をどうセーブするかは自分次第なんです」

田中さんは雑誌『Numéro TOKYO（ヌメロ・トウキョウ）』を立ち上げ、10年以上も編集長を務めてきました。「人気ファッション誌の編集長」という忙しい仕事だからこそ、プライベートでは子どもとの時間を大切にしているそう。

「会食は最低でも週3～4回は入ります。夜は仕事で帰りが遅いので、朝起きてオープンキッチンでお弁当をつくりながら、

profile／

Ako Tanaka

ミラノでファッションを学び、第一線で活躍するファッション・エディターのもとで雑誌や広告などに携わる。帰国後はフリーのスタイリストとして活動。『流行通信』や『ELLE JAPON』の契約スタイリストを経て、『VOGUE NIPPON』に編集スタッフとして参加。2005年11月より雑誌『Numéro TOKYO』編集長を務める。著書に『AKO'S FASHION BOOK』（KKベストセラーズ）がある。

写真／金田亮

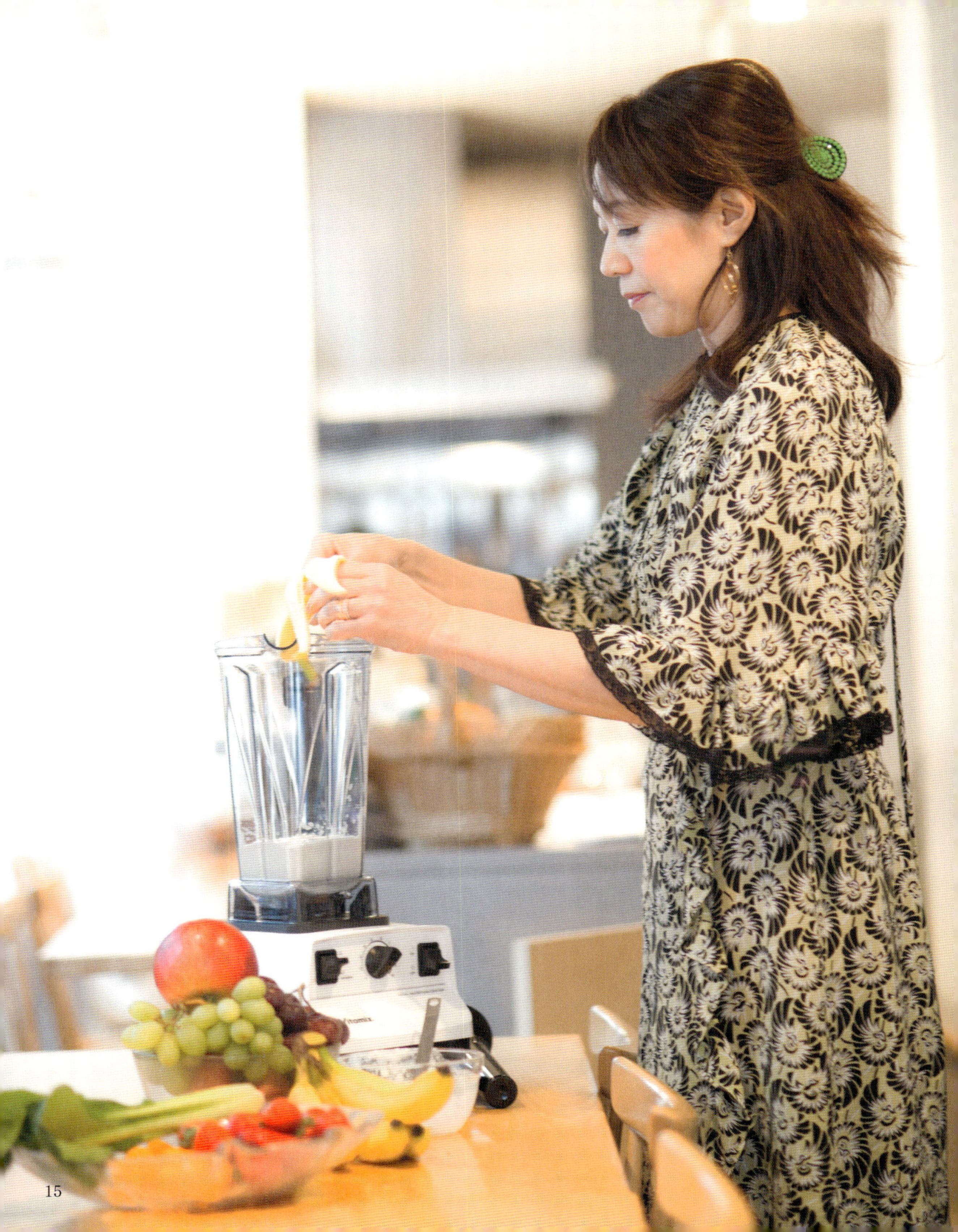

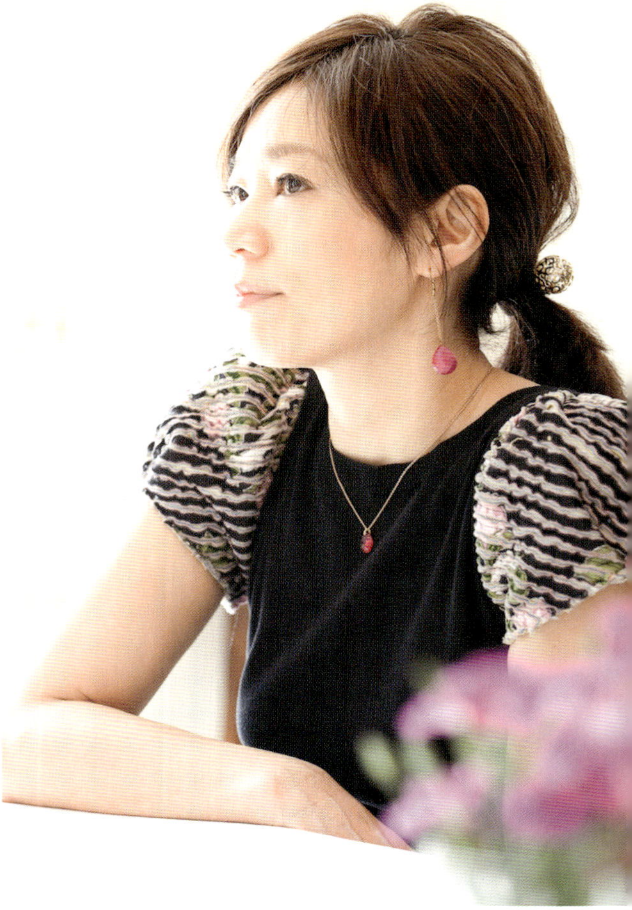

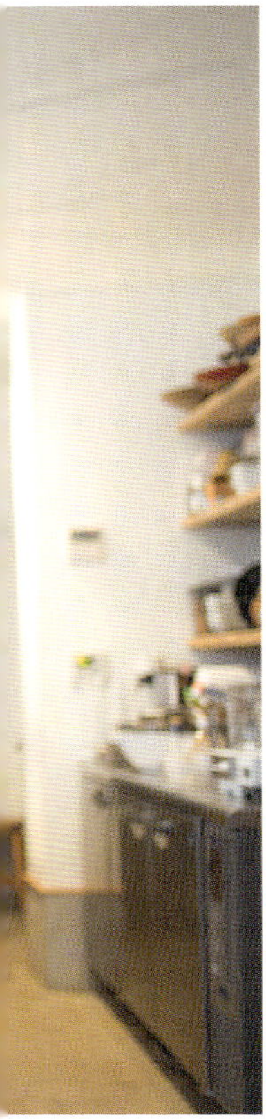

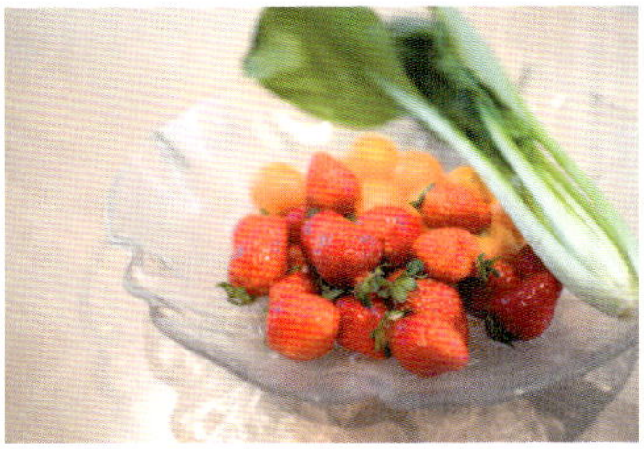

下　「野菜はなるべくホールフーズでいただきます」
左　「慌ただしい毎日だからこそ、家で料理する時間を大切にしています」

向かい側で食事をしている娘とのおしゃべりを楽しんでいます。もちろん朝はバタバタしていますが、夜には会えない娘のためにランチタイムだけは母親の手料理を食べさせたいと思って、お弁当づくりを続けています」

　田中さんはお弁当づくりにバイタミックスを使っています。

「もとの形が見えない市販のミンチ肉は使いたくないから、牛ステーキや鶏のもも肉などをバイタミックスにかけて、ハンバーグや鶏だんごをつくります。大きな塊もあっという間にミンチになるし、食材を入れてスイッチを入れるだけでとっても手軽。パンプキンスープや、冷凍フルーツにミルクを加えたアイスクリームなど、新しいレシピにもチャレンジしています」

　ファッション業界では、「美」と「食」は切り離せない関係です。新しい美容法や食事法がブ

ある一日の過ごし方

6:30	起床
6:30-7:00	娘の支度＆お弁当づくり、見送り
7:00-9:30	簡単ストレッチ、瞑想、カフェオレを飲みながら身支度
10:30-11:00	会議、打ち合わせ、デスク作業、下見などをスタート（撮影の際は早朝出発なので、それに合わせてすべて前倒し）
13:00-14:00	昼食。繁忙期はデスクで昼食を取ることも。昼食後に会議、打ち合わせ、デスク作業、下見、撮影、ほか
20:00-23:30	会食
24:00-26:00	帰宅、入浴、就寝

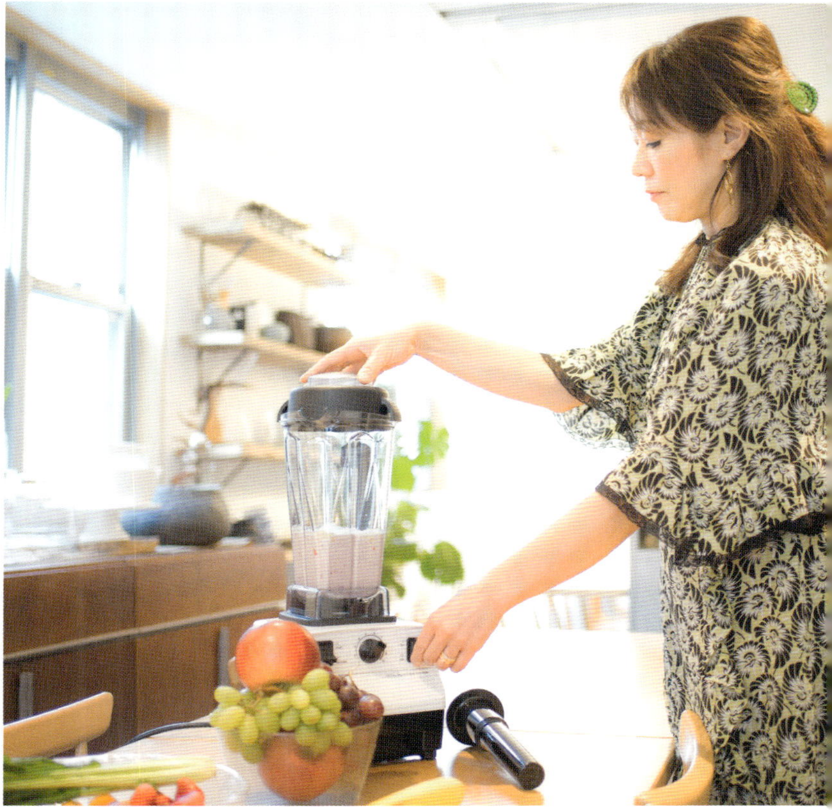

「バイタミックスは忙しい朝にぴったり！
食材を入れて回すだけでいいんです」

ームになると、仲間内であっという間に広まっていくとか。

「私も人に薦められてコールドプレスジュースや1DAYのジュースやスープクレンズを試したことがありましたが、すぐにからだに好転反応が出て、変化を実感できました。撮影時のケータリングにもこだわっているので、食事のレパートリーが何種類もあります。なかでも人気なのはブッフェスタイルの食事。ベジタリアンのモデルさんがサラダだけを取ったり、少しお肉を入れてみたりと、自分の体調や好みに合わせて自由にアレンジができます。雑誌の撮影は長丁場になることが多いので、合間の食事の質がいいと気分転換になります。脳の思考やモチベーションは食べ物によって左右されるといいますが、編集者の気遣いひとつで、誌面の雰囲気が左右されることも」

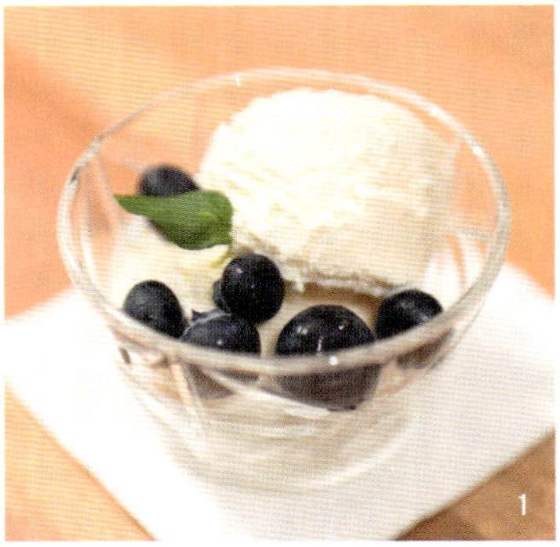

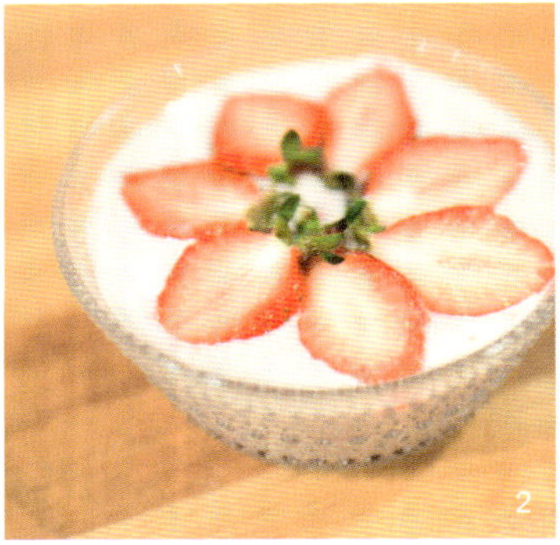

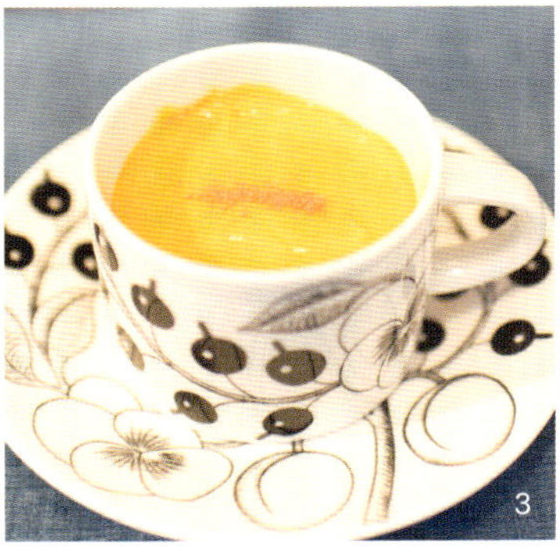

1　冷凍した旬のフルーツとミルクを加え、バイタミックスで混ぜるだけでヘルシーな即席アイスクリームが完成！
2「ヨーグルトとフルーツをバイタミックスで軽く混ぜ、フルーツやシリアルをトッピングしてよく食べています」
3「かぼちゃを茹でたスープごと、バイタミックスで混ぜるだけ。家ではいつもいろんなスープをつくっています」

『Numéro TOKYO』では日本のマーケットに合わせ、フランスのオリジナル版とは違う魅力的なコンテンツを発信しています。「雑誌が売れてもファッションページとして魅力がなければ意味がない」というのが創刊当初からの考えです。

「業界でトップを走ってきた歴史があっても、時代の流れについていかなければすぐに読者が離れてしまうのでは、という焦りがあります。創刊時には30代だった読者の方が40代や50代になり、年齢を重ねていくなかでライフスタイルやファッションに対する意識も少しずつ変化してきています。今は洋服は着られればいいという人も増えてきましたが、いつの時代でもクリエイティブにおしゃれを楽しんでいくよろこびを、変わらずに伝えていきたいと思っています。時代の雰囲気に流されず、自分の感覚を信じて舵取りをしています」

他誌が廃刊していくなかで、年間の発行数を減らして10冊にするという決断を真っ先にしたのも田中さんでした。

「ほかと違うことをやってみて失敗したのでは許されないので、勇気がいりました。でも自分で正しいと感じたことは間違いないだろうとも思いました。

そうしたぶれない決断をするためには、心とからだのメンテナンスが必要なので、朝の時間に瞑想をしています。東洋医学の先生に薦められて始めたことでしたが、やっていくうちに自分のなかで迷いがなくなり、何気なく選んだことでも、あとから『あれでよかったんだ』とストンと納得できるようになりました。その意味で毎日の食事も、心やからだをリセットしてくれる大切な要素です」

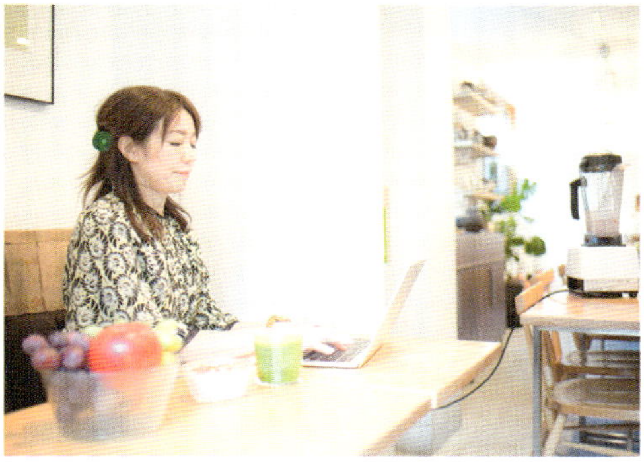

「朝は大体カフェオレ。ミルク入りなので
満腹感があり、ランチまで持ちます」

「毎日の食事は
心とからだをリセットしてくれる、
大切な要素です」

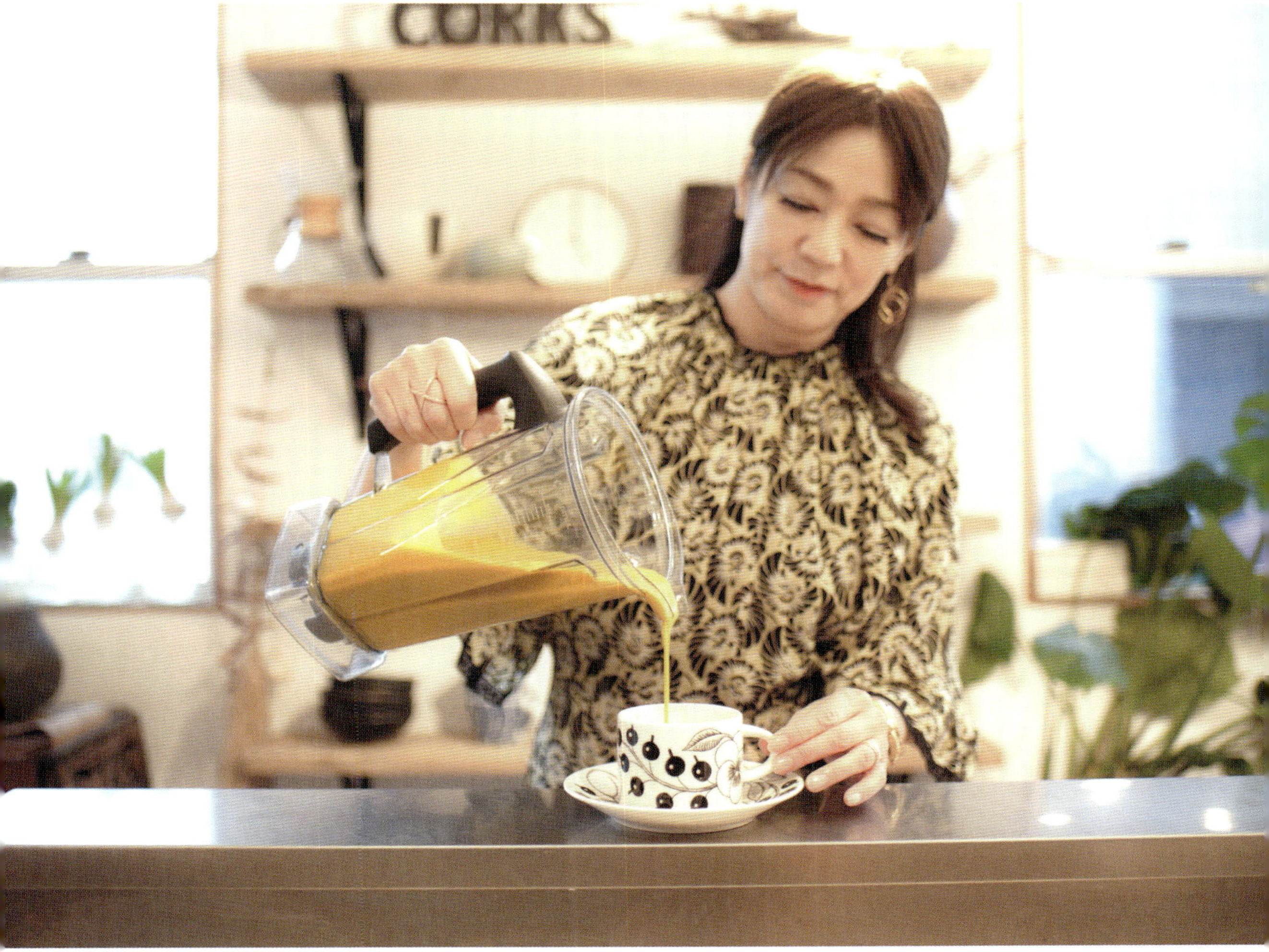

「撮影の際は、食事次第で場の雰囲気がよくなることがあるので、何を選ぶかはファッションと同じように大切！」

ビューティー朝ごはん＆
ヘルシーおやつ

からだの中からきれいになれる簡単レシピ。
子どももよろこぶスイーツは、おいしいだけじゃなく、栄養もしっかり摂れます。

レシピ考案／高橋正恵（vitamix公認インストラクター）　写真／宗野歩

にんじんパンケーキ

野菜を使ったパンケーキは、育ちざかりの栄養補給にもぴったり！
スーパーフードのゴールデンベリーも混ぜ込んでつくります。

材料（2〜3人分）

A
- にんじん……50g
- 豆乳……150ml
- 卵……1個
- メープルシロップ……大さじ3
- 薄力粉……200g
- ベーキングパウダー……大さじ1

B
- レーズン……50g
- ゴジベリー……25g
- ゴールデンベリー……25g

ココナッツオイル（焼き用）……適量

＜トッピング用＞
いちご、ブルーベリー、ミント、
メープルシロップ、クコの実……適量

つくり方

① Aをバイタミックス（ウエットコンテナ）に入れ、フタをして電源をONにします。

② スピードダイヤルを1〜10まで徐々に上げ、運転モードをHIGHに切り替えて約45秒〜1分間撹拌したあと、Bの材料を加え、スパチュラなどで混ぜ合わせます。

③ 中火で熱したフライパンにココナッツオイルをひき、②の生地を丸く流します。

④ 表面がぷつぷつなってきたら、ひっくり返して弱火で2〜3分焼き、中に火が通ったら、できあがり。

⑤ できたパンケーキに、トッピングを盛り付けてできあがり。お好みでメープルシロップをかけてどうぞ。

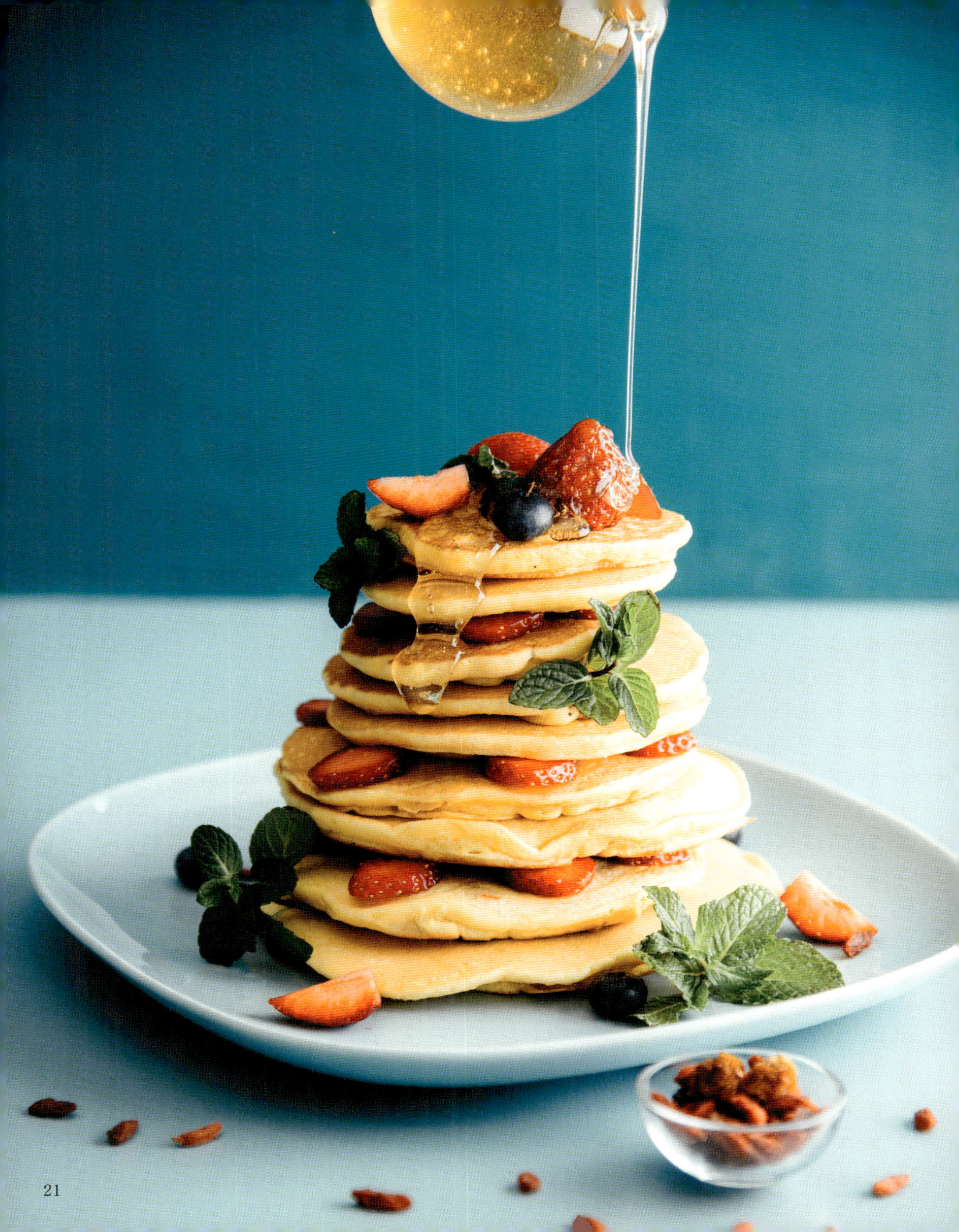

マンゴージェラート

砂糖・添加物なしの、ビタミンも補給できるヘルシーなジェラート。
とにかくおいしいから、子どもにも大人気です。

材料（2〜4人分）

冷凍マンゴー……240g
カシューナッツ……100g

＜トッピング用＞
ザクロシード……適宜

つくり方

① バイタミックス（ウエットコンテナ）にカシューナッツ、冷凍マンゴーの順に材料を入れ、フタをしっかり閉め、透明キャップのみ外して、タンパーをセットします。

② 電源をONにして、スピードダイヤルを1〜10まで徐々に上げ、運転モードをHIGHに切り替えます。

③ タンパーは必要に応じてコンテナの角または、側面に向けて上下させ、食材の対流を促し、なめらかにします（撹拌時間30〜1分程度）。ザクロシードをトッピングしたら、できあがり。

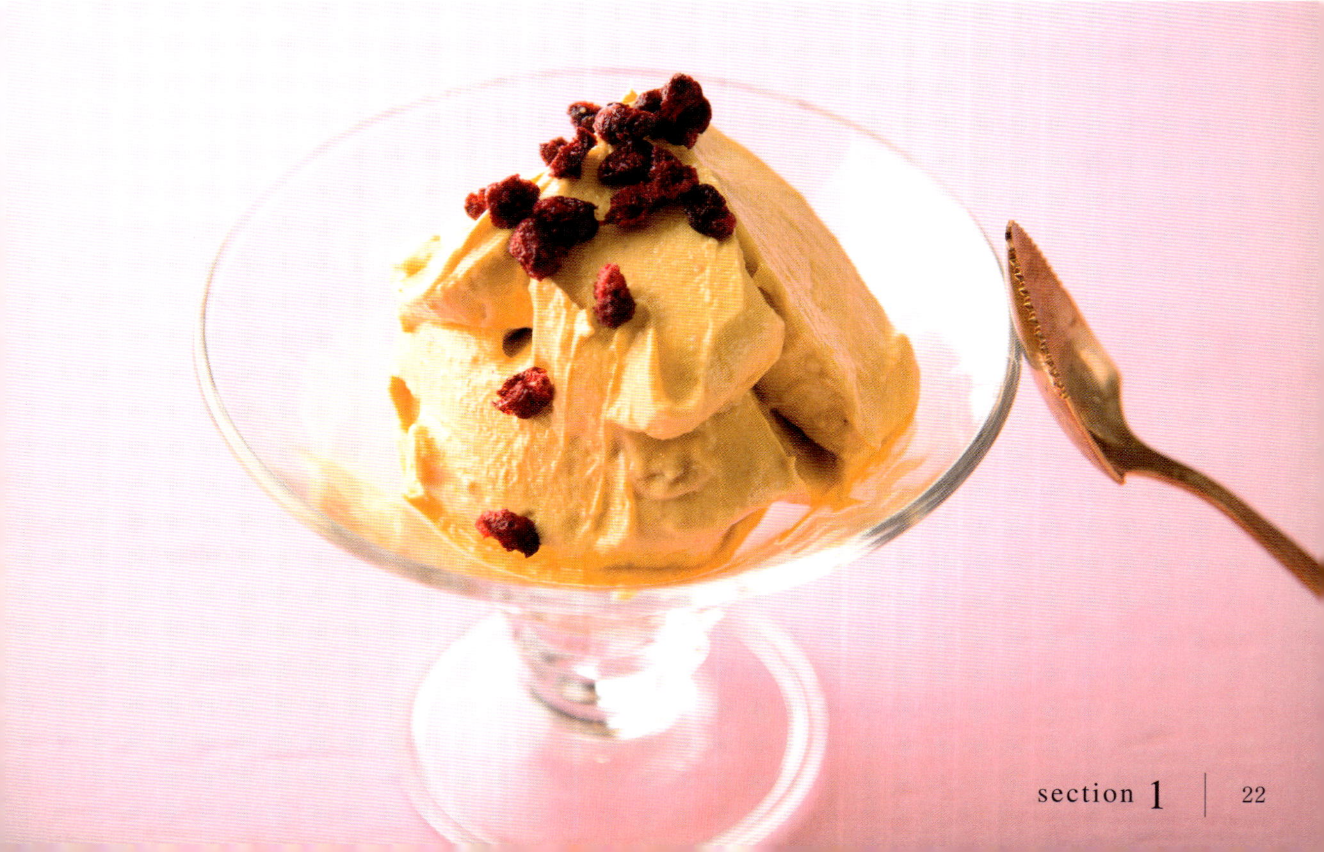

コールスローサラダ

そのままだと食べにくい生のキャベツも、
コールスローにすると、たくさん食べられます。

材料（2人分）

キャベツ……80g
玉ねぎ……10g
にんじん……1/4本

酢……大さじ1
マスタード……小さじ1/2
はちみつ……小さじ1/2
塩……小さじ1/4

つくり方

① キャベツをバイタミックス（ウエットコンテナ）に入れます。キャベツがブレード（刃）から離れて、浮くぐらいまで水を注ぎます。

② フタをしっかりと閉め、運転モードをHIGHに切り替えて、電源をONにし、1秒でOFFにします。これを2～3回くり返します。カットしたキャベツをザルに移し、水を切ります。

③ 玉ねぎとにんじん(2～3cmの乱切りにカット)をバイタミックス（ウエットコンテナ）に入れフタを閉めます。スピードダイヤルを4にして、電源を入れてみじん切りにします。

④ すべての食材をボウルで混ぜ合わせたら完成。

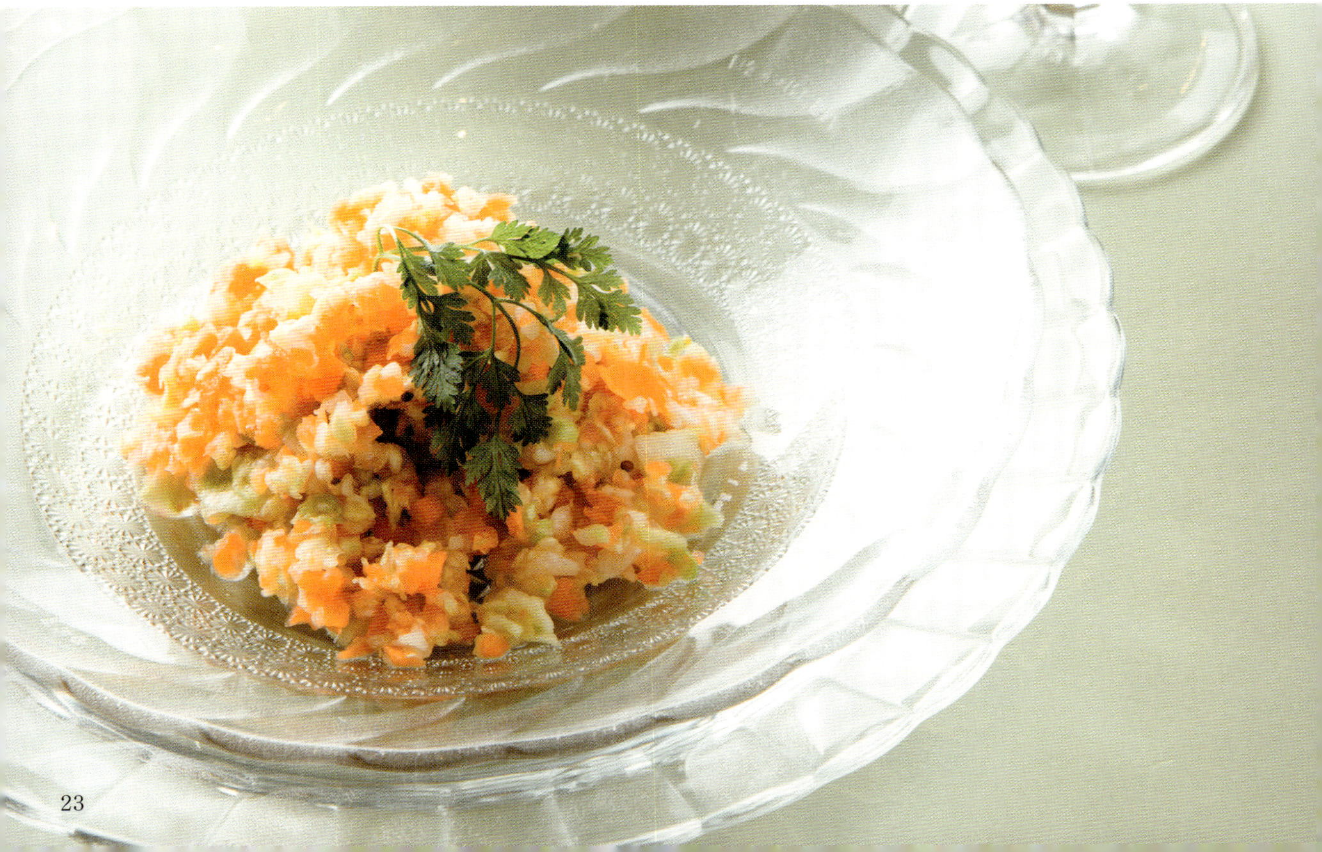

ゴボウとアーモンドのポタージュ

食物繊維が豊富なゴボウや硬いナッツ類も、なめらかなポタージュにすれば、
子どもにも食べやすくなります。

材料（2人分400ml）

ゴボウ……30g
アーモンド……30g
豆乳……350ml
塩……小さじ1/3

つくり方

① ゴボウは3mmほどの斜め切りにし、水に5分ほど浸してアクを抜き、沸騰したお湯で約1分間茹でます。

② すべての材料をバイタミックス（ウエットコンテナ）に入れて、フタをして電源をONにします。スピードダイヤルを1～10まで徐々に上げ、運転モードHIGHに切り替えます。約6分撹拌し、温かくなったら、できあがり。

グリーンピースのポタージュ

グリーンピースが苦手な人でもおいしく飲める、スイートなポタージュ。
カシューナッツを加えてよりクリーミーに仕上げます。

材料（2人分400ml）

グリーンピース（冷凍）……100g
玉ねぎ……半分
カシューナッツ……30g
水……200ml
塩……小さじ1/4

つくり方

① グリーンピース・玉ねぎは沸騰したお湯で約１分間茹でます。

② すべての材料をバイタミックス（ウエットコンテナ）に入れ、フタをして電源をONにします。スピードダイヤルを1～10まで徐々に上げて、運転モードをHIGHに切り替えます。約6分撹拌し、温かくなったら、できあがり。

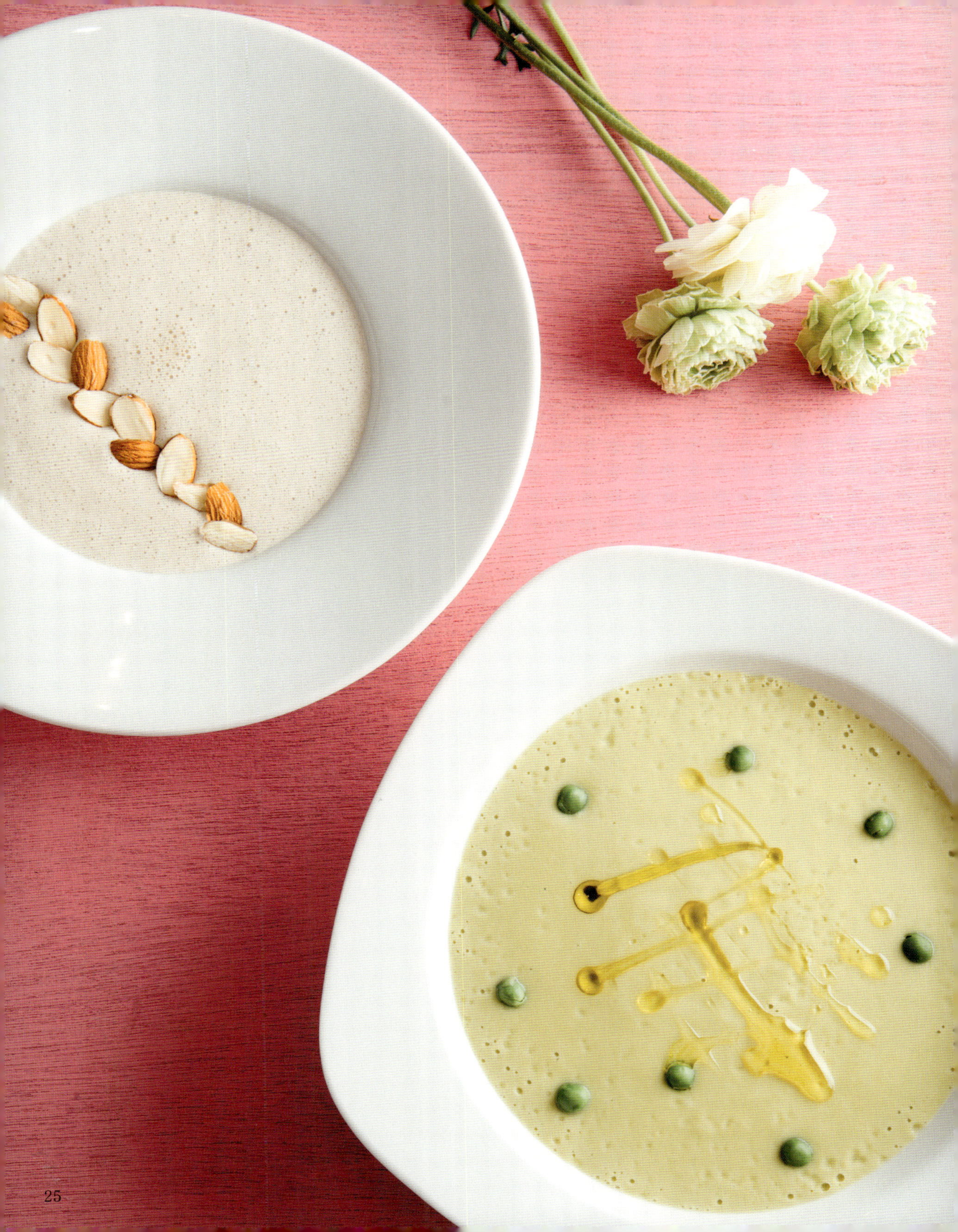

葉酸＆ミネラル補給スムージー

普段は摂りにくい葉酸やミネラルを手軽に補給できるスムージーです。
野菜をたっぷり取りたいときにおすすめです。

材料（2人分400ml）

キウイ……半分（50g、皮ごと）
りんご……1個（200g、皮・種ごと）
春菊……１株
スピルリナ……小さじ1/4
水……200ml

つくり方

すべての材料をバイタミックス（ウエットコンテナ）に入れて、フタをして電源をONにします。スピードダイヤルを1～10まで徐々に上げて、運転モードをHIGHに切り替えます。約45秒～1分撹拌し、なめらかになったら完成。

腸をきれいに！ 美肌スムージー

腸をきれいにする乳酸菌や繊維質をたっぷりとれるスムージーです。
美肌づくりや風邪予防にもぴったり！

材料（2人分400ml）

バナナ……1/2本
いちご……10個（ヘタごと）
プレーンヨーグルト……70ml
豆乳……130ml

つくり方

すべての材料をバイタミックス（ウエットコンテナ）に入れ、フタをして電源をONにします。スピードダイヤルを1～10まで徐々に上げて、運転モードをHIGHに切り替えます。約45秒～1分撹拌し、なめらかにしたら、できあがり。

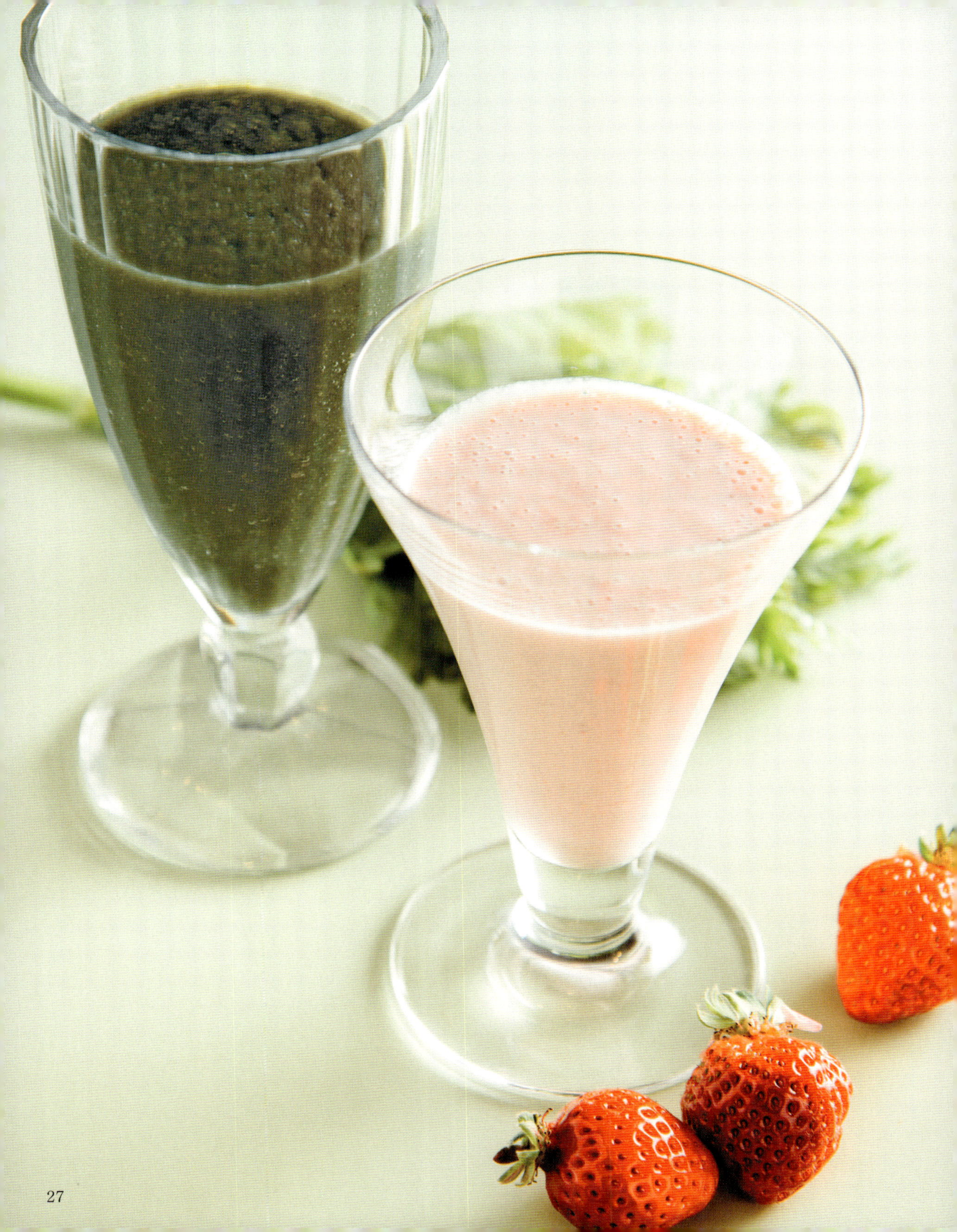

豆腐とゴマのドレッシング

ノンオイルなのに、濃厚で味わい深いドレッシングです。
塩分は控えめに。野菜にたっぷりかけてどうぞ！

材料（約300ml）

豆腐……200g
水……100ml
白ゴマ……20g
酢……大さじ1
塩……小さじ1/2

つくり方

すべての材料をバイタミックス（ウエットコンテナ）に入れて、フタをして電源をONにします。スピードダイヤルを1～10まで徐々に上げて、運転モードをHIGHに切り替えます。約30秒撹拌し、なめらかにしたら、できあがり。

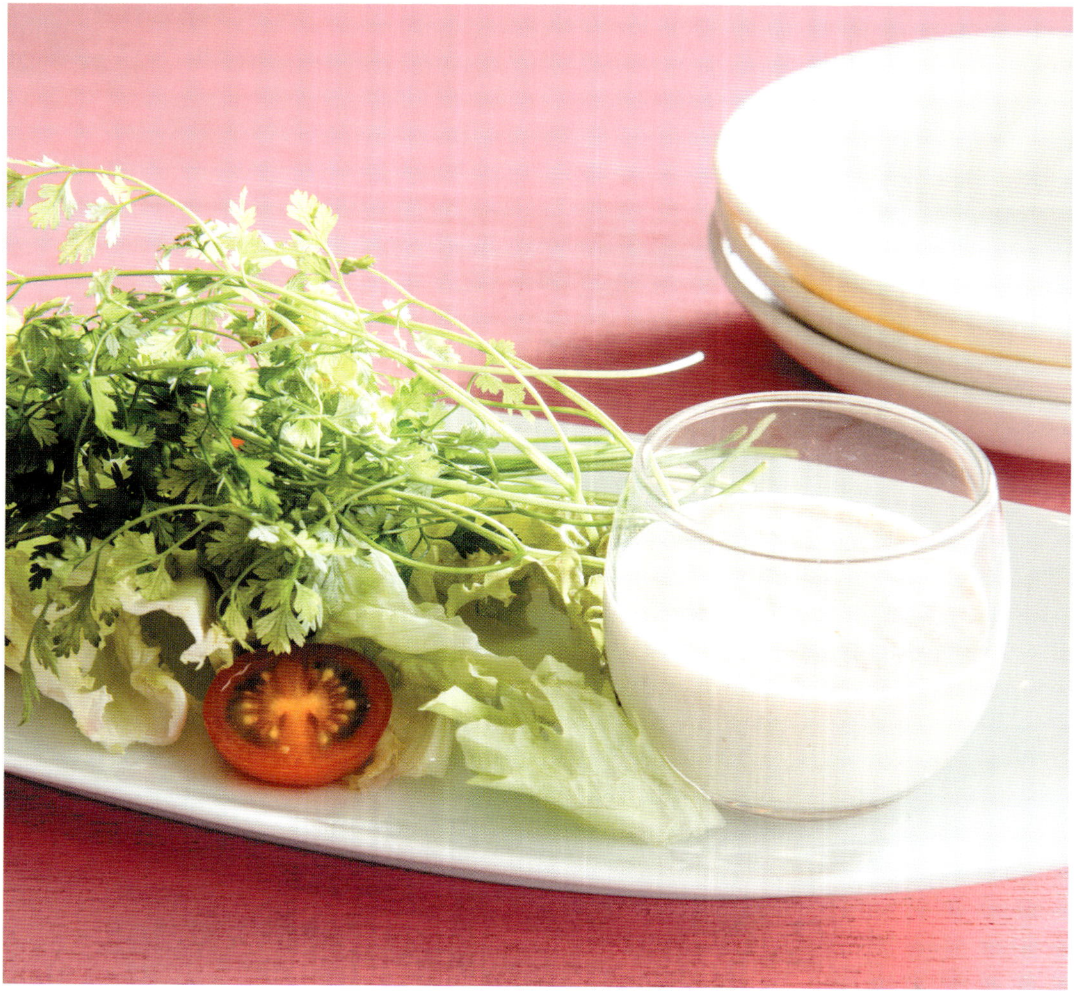

section 2

Natural

朝をゆっくり過ごして、私らしく自然体な一日を

朝は野菜や果物の力で心身を浄化し、ゆったり過ごしたいもの。そうした時間を積み重ねれば、心にゆとりが生まれ、ありのままにふるまえます。

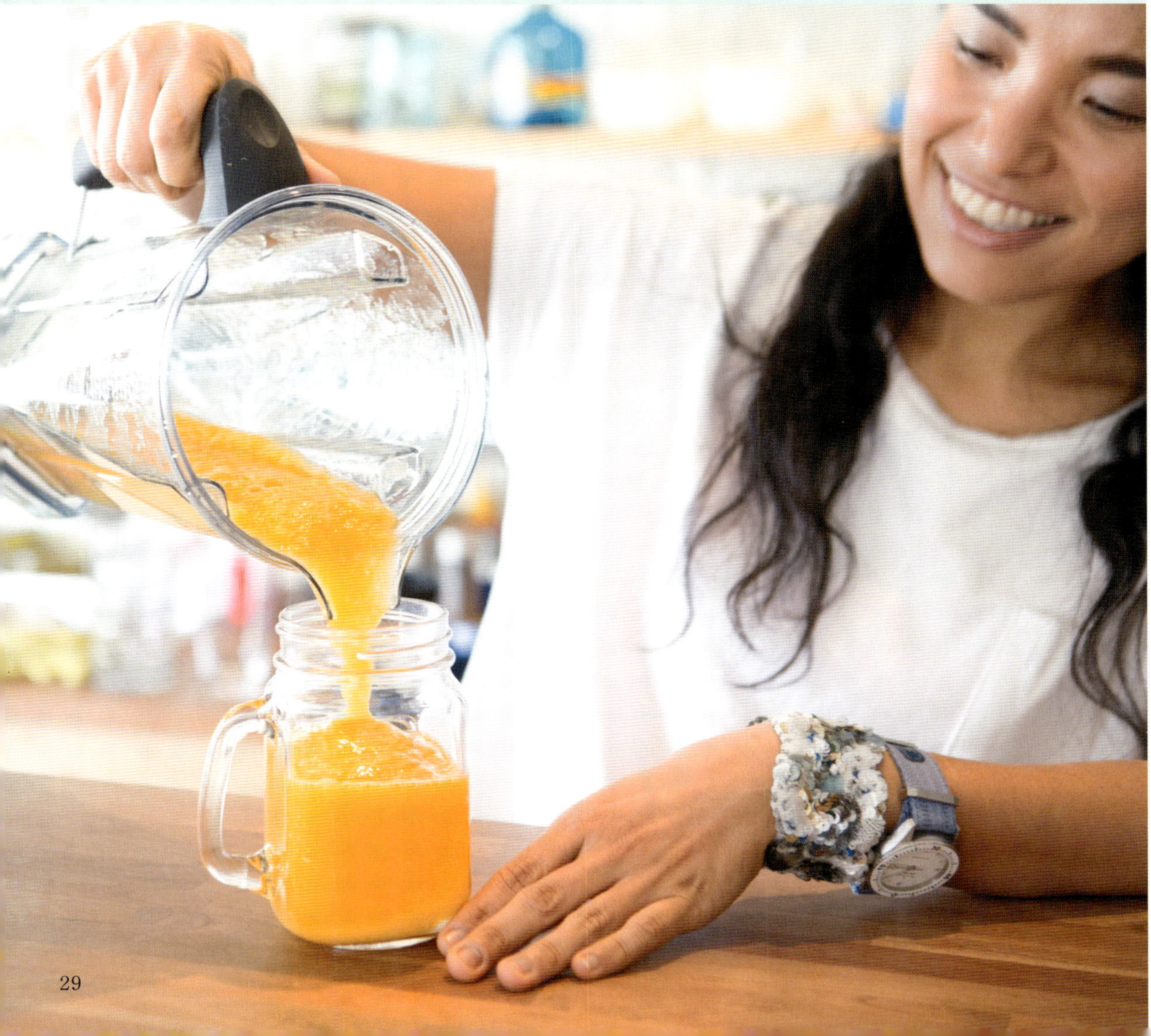

どうかで私の一日が決まるから！

section 2

［ 水中表現家 ］

二木あいさん

水中表現家という唯一無二の存在として、世界を舞台に活動する二木あいさん。多くの人々を魅了する神秘的な水中表現力の秘密は、彼女の健康的な食事と自然で嘘のない心を保つことにありました。

「朝ゆとりがないと、一日がバタバタッとあっという間に終わってしまうので、ゆとりある朝を持つことは一日を充実させるために欠かせません。実は数年前からほぼヴィーガンの食事を取り入れていて、朝は必ずフルーツと野菜のスムージー、またはスムージーボウルを取っています。このバイタミックスはずっと昔から使っていて、私の朝にはなくてはならない存在です。よく好んで食べるのは、心臓を強化し、血液を浄化してくれるビーツですね」

そう笑顔で語る、ギネス記録を二度も樹立した二木あいさん。

「朝はいつも大体5時半～6時には起きています。海外に行くことが多いですが、時差ボケを気にしたことはありませんね。地球の反対側へ行ったとしても、その国へ到着した日の夜には必ず眠るようにしているからでしょうか。どんな国に行っても元気な野菜や果物がたくさんあるので、食べるものには困りません」

profile／

水中世界と陸上世界の架け橋となるべく空気タンクを使わず素潜りのみで水との繋がり、そして水中の美しさを表現しているパイオニア的存在。2011年メキシコにて「洞窟で一番長い距離を一息で泳ぐ」ギネス世界新記録を2種目樹立。2012年TEDxTokyoスピーカー。2012年 情熱大陸「二木あい」ワールドメディアフェスティバル金賞。私たちは自然の一部であり、自然とともに生きている、そんな繋がりをこれまでにない形、唯一無二の存在として表現し続けている。

写真／稲垣純也
ヘアメイク／Risa Hitomi（LUZ hair&makeup）
撮影協力／Hanalima

朝ごはんの時間を大切にしている理由は、
朝をゆっくり過ごせるから

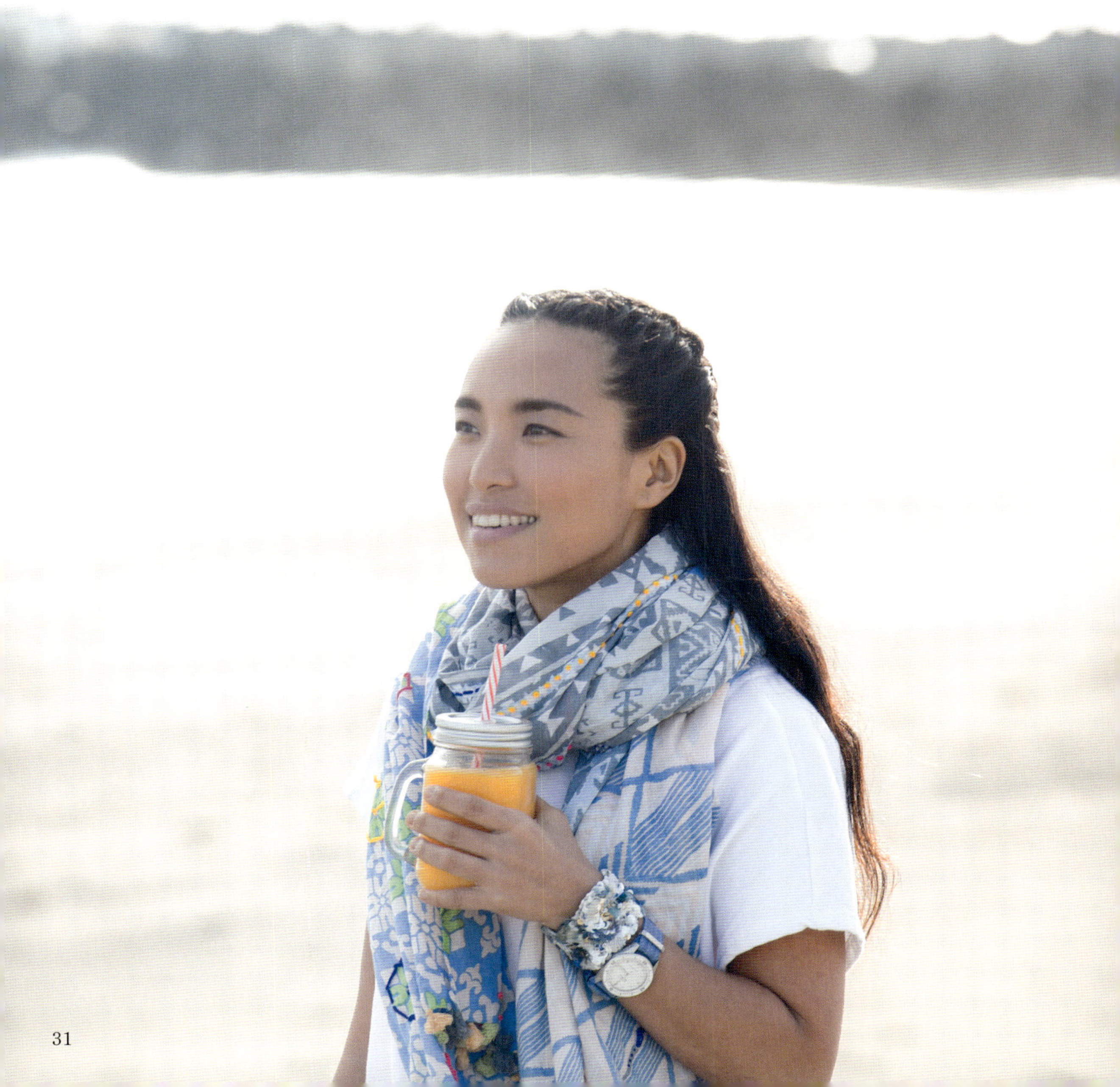

朝食はフルーツと野菜をたっぷり摂取し、スーパーフードもいろいろと取り入れています

そもそもダイビングをしていた二木さん。そんな彼女が素潜りを始めた理由は、海中での不自然さからでした。

「ダイビングはタンクを背負って潜りますから、『スースー』という不自然な機械音が出ますよね。その大きな音のせいで、どんなに海の生物に近づきたくても、彼らが逃げていってしまいます。あるときダイビングは、映画を観るように魚たちを観察できるけれど、彼らが自然体で戯れている中には入って行けないということに気づいたのです。そしてその瞬間、そこに何か違和感というか、彼ら（自然界）との絶対的な距離感を感じてしまいました。ではその距離感をなくす方法は？　彼らがおびえずに私を受け入れてくれる方法とは？　と考えたとき、フリーダイビング（素潜り）が思い浮かびました。

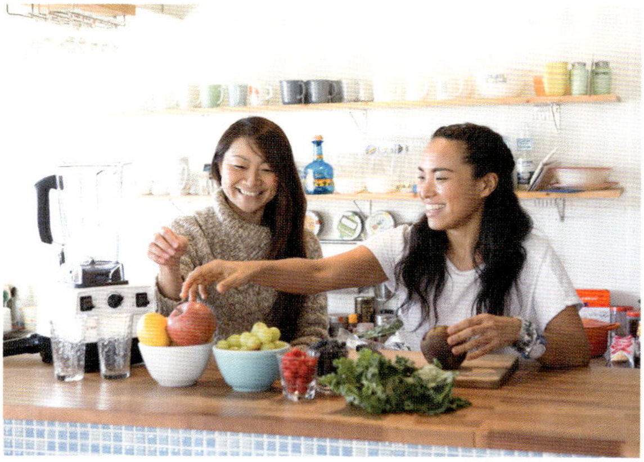

茅ヶ崎のビーチ沿いにある、友人のお店「Hanalima」にて。

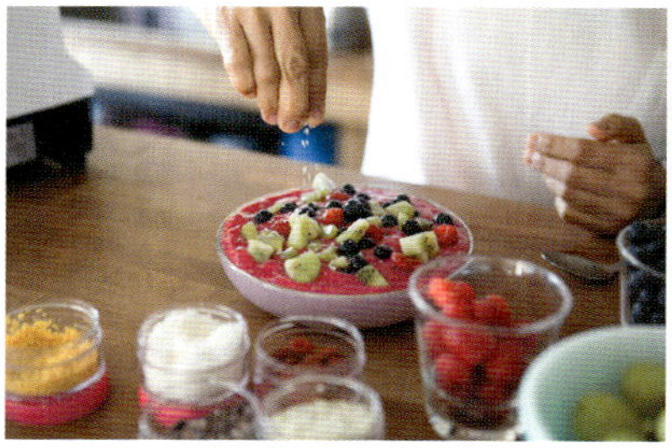

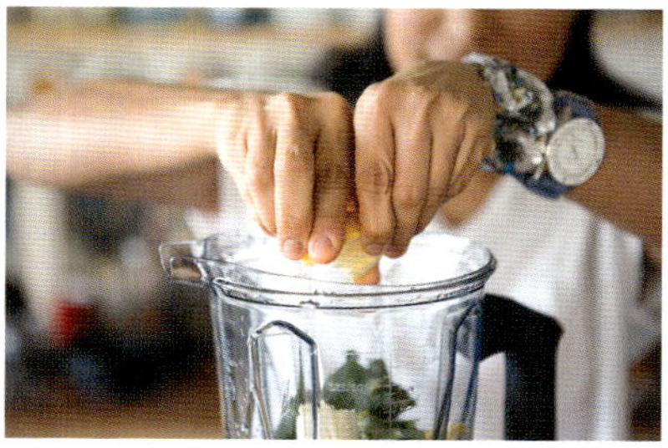

右　朝食に欠かさない、果物と野菜の水分をいかした濃厚なスムージーには、必ずレモンを絞ります。
左　鮮やかな色のスムージーボウルには、いろいろなスーパーフードをトッピングするのが定番です。

ある一日の過ごし方

潜らない日

6:00　起床

6:30　約1リットルの水を飲む

7:00　ストレッチ＆トレーニング

9:00　スムージーやスムージーボウルなどをいただく

10:00　メールなど事務的な仕事をすませる

12:00　ミーティング

18:00　ヨガ、パーソナルトレーニングなど何かしらの運動

20:00　ミーティングを兼ねた夕食、自宅であればヴィーガンの夕食

23:00　ゆっくりと半身浴

25:00　就寝

潜る日

水中では胃に負担がかかるため、素潜りの日は、朝から潜り終わるまで一切食事はしない。

5:30　起床

6:00　約1リットルの水を飲む

6:30　ストレッチ＆トレーニング

8:30　出港＆1日フリーダイビング

16:00　帰港

17:00　早めの夕食

19:00　メールなど事務的な仕事を済ませる

21:00　ゆっくりとした時間を過ごす

24:00　就寝

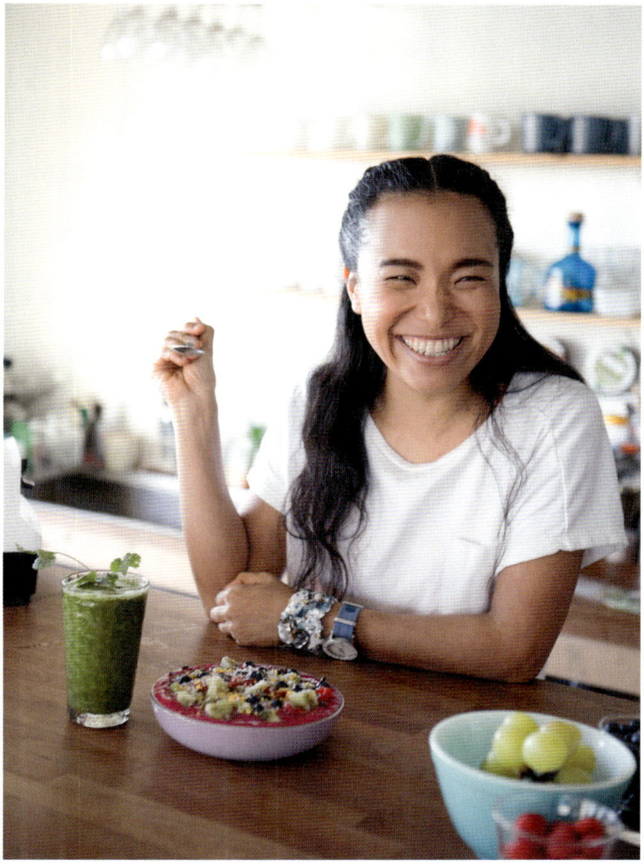

「朝食がおいしいと、日中にしっかり活動でき、眠りが深くなるんです」

長年愛用しているバイタミックスは海外に行くときも持っていきたいほど欠かせない存在。

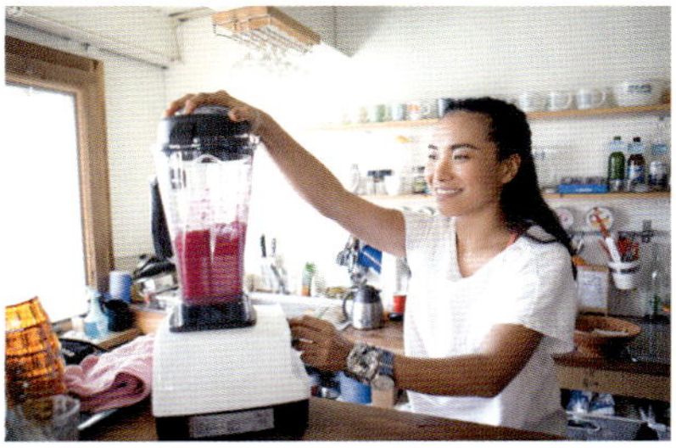

© Darren Jew　現存する世界最古の高級時計メーカーであり、世界初のモダンダイバーズウォッチを世に送り出したブランパン。かけがえのない海のために関心を喚起し、熱い思いを伝えるブランパン オーシャン コミットメントの一環として訪れたタヒチ・ファカラバでの一枚。www.blancpain.com/ja/

素潜りをすることで、私たち人間でもイルカなどの海洋哺乳類と同じような感覚でいられます。海の中にはさまざまな生物がいますから、見たことのない私のような生きものが遠くから泳いできても、なんら構わないといった感じです」

　クジラやサメと並んで優雅に泳ぐという、まさに人魚のような映像や写真が世界中で話題となり、日本のテレビ番組でも特番がたびたび組まれ、今も世界中の海へ頻繁に素潜りに出かけています。さまざまな海の中で過ごしているなかで、自然界から気づきを促されることが多いといいます。

「水の中でも相手を尊重すれば、彼らも同じように私のことを同じ生きるものとして尊重してくれます。素潜りを始めてから、ダイビングのときにずっと感じていた違和感が、人間の目線で海中世界を見ていたことだと気づき、すべてのモヤモヤが吹っ切れました。一番自然な方法＝素潜りで水中にいると、人間的なエゴから解放され自由になれると思います。

　目的ではなく、道具として素潜りを使い表現する水中世界では、特別な言葉は必要ありません。美術館でアートを鑑賞するように、多くの人に水中の世界に触れてほしいと思っています。願わくば〝ＨＡＰＰＹな何か〟を作品を通して感じ取っていただければ感無量です。本来の自然の在り方とは、〝自分さえよければいい〟ではなく、まず相手があり、その相手に寄り添い、

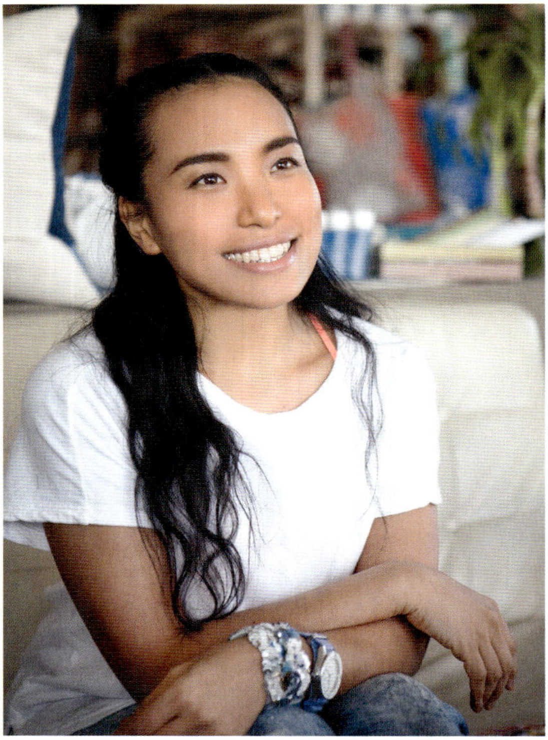

「私の人生のテーマは楽しむ！ 早朝の海や浜辺が大好きです」

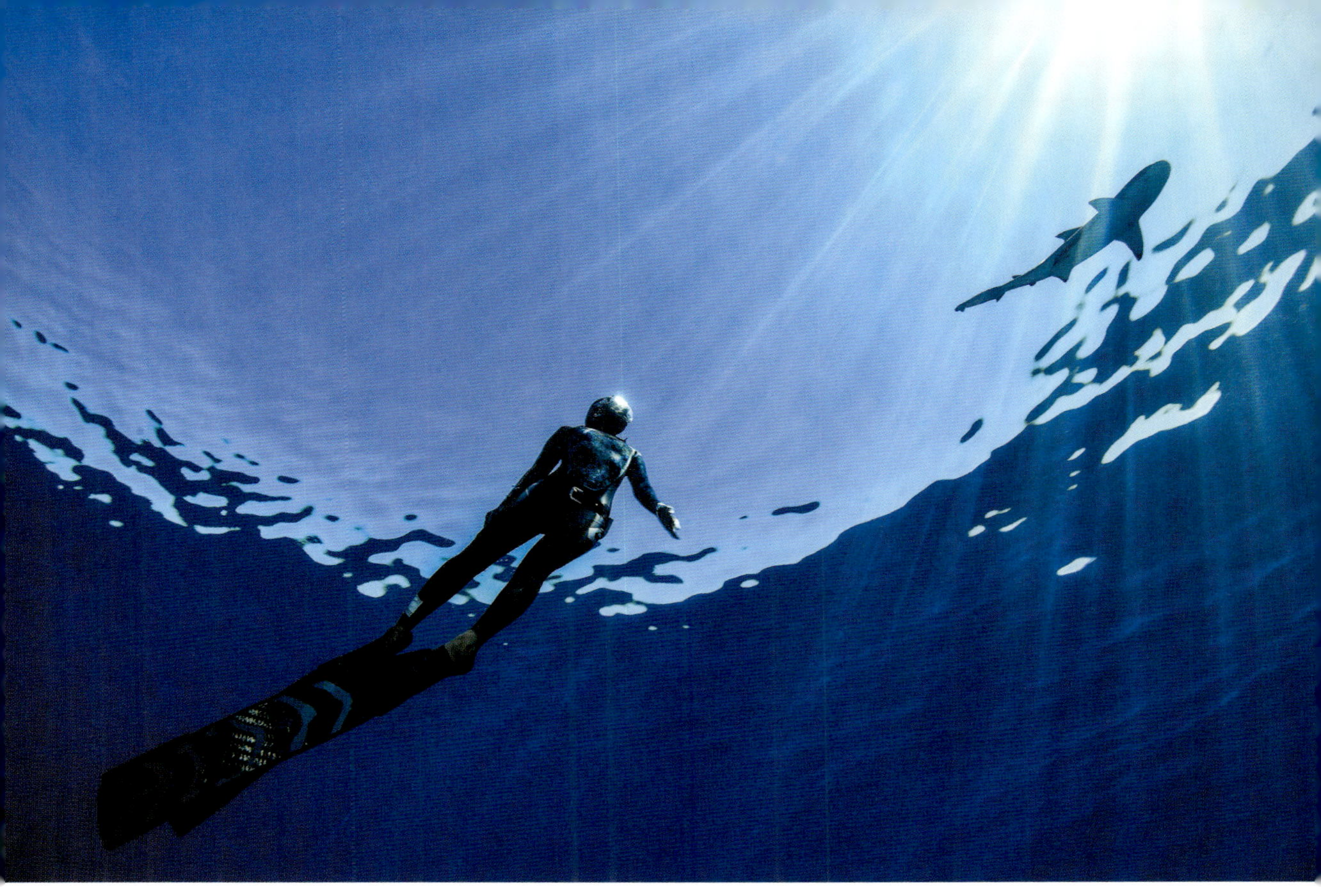

「素潜りで水中にいることは、人間的エゴから
解放されるということでもあると思います」

ともに生きることではないでしょうか」

素潜りのためにヨガの呼吸法をマスターし、さまざまな気づきが深まったという二木あいさん。水中世界と陸上世界の架け橋として、これからも彼女にしか表現できない世界を私たちの心に届けてくれるでしょう。

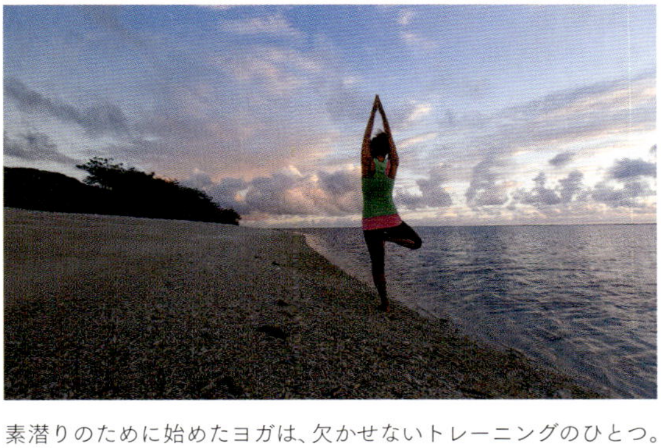

素潜りのために始めたヨガは、欠かせないトレーニングのひとつ。

Natural
recipe

心身を整えるデトックス&メディショナルフーズ

食べ物のフレッシュな生命力は、からだと心を整えてくれます。
ちょっと疲れたな……というときにも、元気になれるレシピです。

レシピ考案/小野絵里奈(vitamix公認インストラクター)　写真/宗野歩

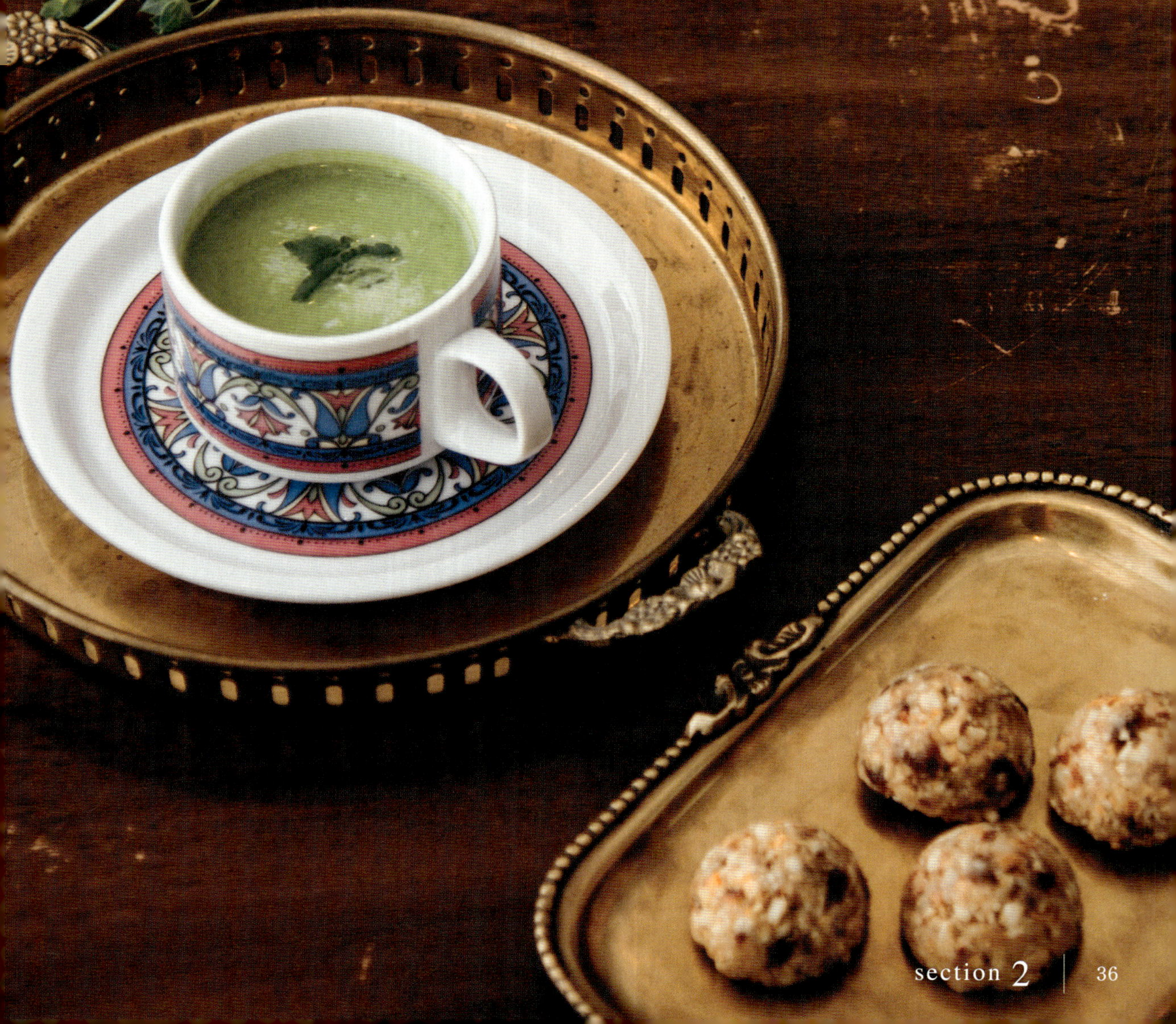

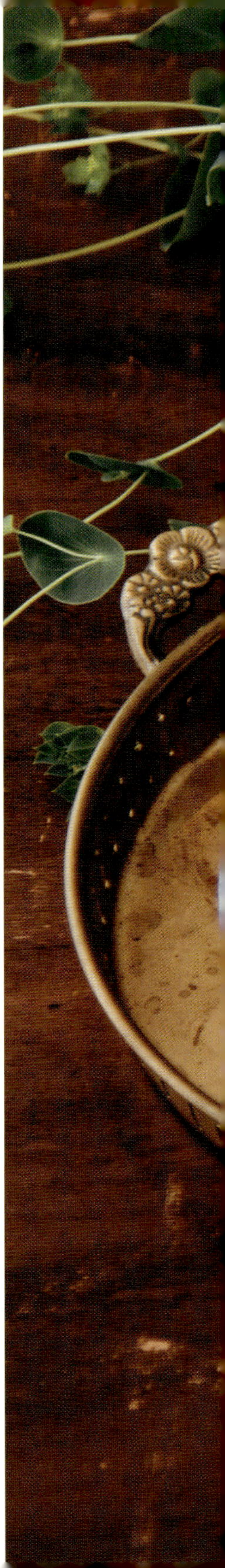

コラキャンダ（スリランカ風青菜のスープ）

スリランカで朝一番に飲まれている青菜のスープ。
からだを内側から温め、デトックスを促進してくれます。

材料（2人分）

A
みつば、せり……（合わせて）40g
ココナッツパウダー……大さじ2
しょうが……10g
にんにく……5g
塩……小さじ1/3
水……100ml

B
ごはん……50g
水……200ml

つくり方

① Aの材料をバイタミックス（ウエットコンテナ）に入れ、スピードダイヤルを1～10まで徐々に上げ、運転モードをHIGHに切り替えたら約45秒～1分撹拌し、なめらかになったところを鍋に移します。

② Bの材料をバイタミックス（ウエットコンテナ）に入れ、スピードダイヤルを6～7にし、ごはんの粒をやや残してとろりとした状態になるまで撹拌します。

③ ②を①の鍋に加えて火にかけ、煮立ったら弱火にして5～6分煮込み、塩（分量外）で味を整えて完成。

ココナッツハニーボール

コラキャンダに添えられるジャガリ（ヤシ蜜糖）をイメージしたスイーツ。
からだにやさしいナッツやドライフルーツで簡単につくれます。

材料（2人分・約4～5個分）

素焼きミックスナッツ……50ｇ
ココナッツオイル……小さじ1/2
ローハニー……大さじ1/2
デーツ……1個（粗く刻んでおく）
塩……ひとつまみ

つくり方

① 素焼きミックスナッツをバイタミックス（ウエットコンテナ）に入れ、スピードダイヤルを7にセットし、電源のON・OFFをくり返して、ナッツの粒をある程度残して砕きます。

② ①で砕いた素焼きミックスナッツをボウルなどに移し、残りの材料を加えて全体がなじむように混ぜ合わせます。

③ ②を4～5等分してラップに包んで丸く型を整え、冷凍庫でしっかり固めます。

デトックススムージー

デトックスにはフレッシュ、リラックスにはドライと、
２つのタイプのコリアンダーを使ってつくります。

材料（2人分）

お好みの柑橘類……1～2個
パイナップル（VITAFOOD※）……80ｇ
りんご……1/2個
おかひじき……1/4パック
フレッシュコリアンダー……1株
コリアンダーパウダー……適量
ココナッツパウダー……小さじ1
水……100ml～
氷……お好みで適量

※完熟フルーツを冷凍パックした、バイタミックス専用食品。
詳しくはwww.vitafood.jpまで。

つくり方

すべての材料をバイタミックス（ウエットコンテナ）に入れます。スピードダイヤルを1～10まで徐々に上げ、運転モードをHIGHに切り替えたら約45秒～1分撹拌して、できあがり。

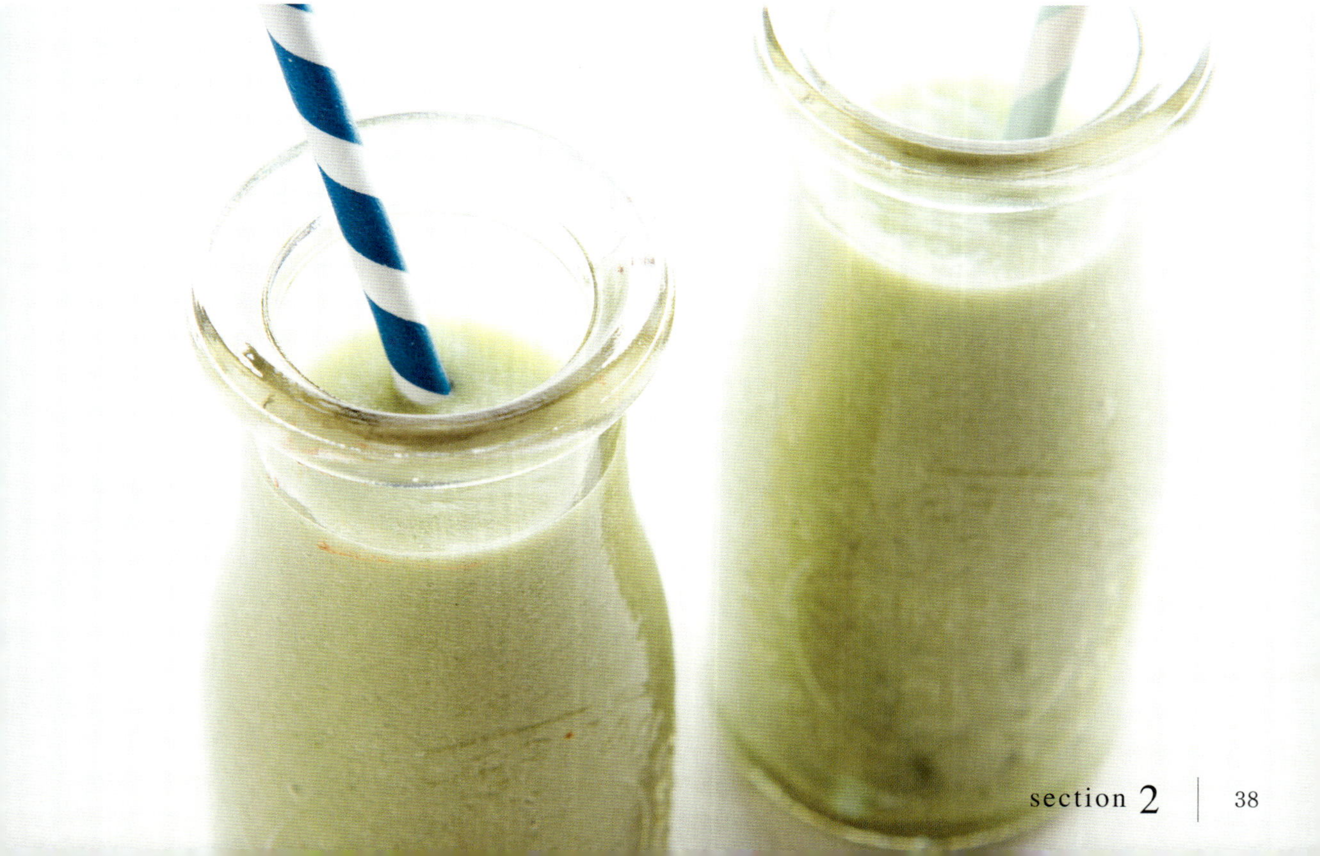

マンゴーココナッツラッシー

乳製品不使用のヘルシーながら濃厚なマンゴーラッシーです。
アクセントで加えるブラックペッパーには、血行を促進して代謝を高める作用があります。

材料（2人分）

マンゴー（VITAFOOD※）……240g
レモン汁……1/2個分
ココナッツミルク……140ml
水……150ml
ブラックペッパー……適量

※38ページ参照

つくり方

マンゴーは予め半解凍しておく。すべての材料をバイタミックス（ウエットコンテナ）に入れ、スピードダイヤルを1〜10まで徐々に上げ、運転モードをHIGHに切り替えたら約45秒〜1分撹拌します。

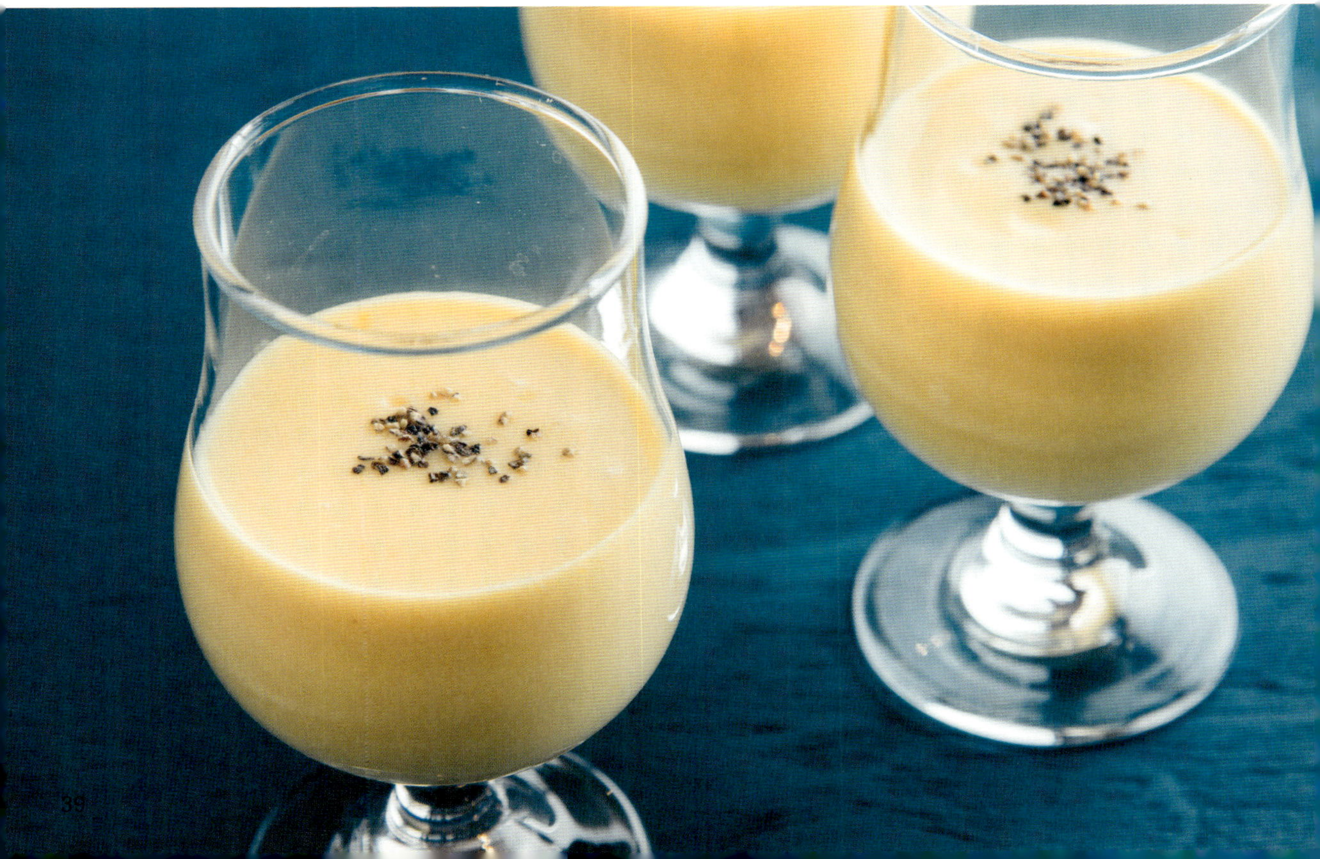

デトックス・フムス

タンパク質が豊富なひよこ豆と、デトックス効果が期待できるスパイスを使います。スティック野菜や全粒粉のパンとともにどうぞ。

材料(2〜4人分)

ひよこ豆（水煮缶）……230ｇ（正味）
豆乳……大さじ3〜
レモン汁……大さじ1〜
にんにく……5ｇ
白ごま……大さじ2
オリーブオイル……大さじ2
クミンパウダー……小さじ1/4
コリアンダーパウダー……小さじ1/4
ターメリックパウダー……小さじ1/8
塩……小さじ1/3〜
ブラックペッパー……適量
パセリ……1/3パック
パプリカパウダー……適宜

つくり方

① パセリ以外の材料をバイタミックス（ウエットコンテナ）に入れ、フタをしっかり閉め、透明キャップのみを外してタンパーを差し込みます。スピードダイヤルを1〜10まで徐々に上げ、運転モードをHIGHに切り替えて、均一に混ざるまで攪拌します。

② ①に茎を取ったパセリを加え、スピードダイヤル4の低速で攪拌します。

③ ②を器に盛り、お好みでオリーブオイル（分量外）とパプリカパウダーなどを飾って、完成。

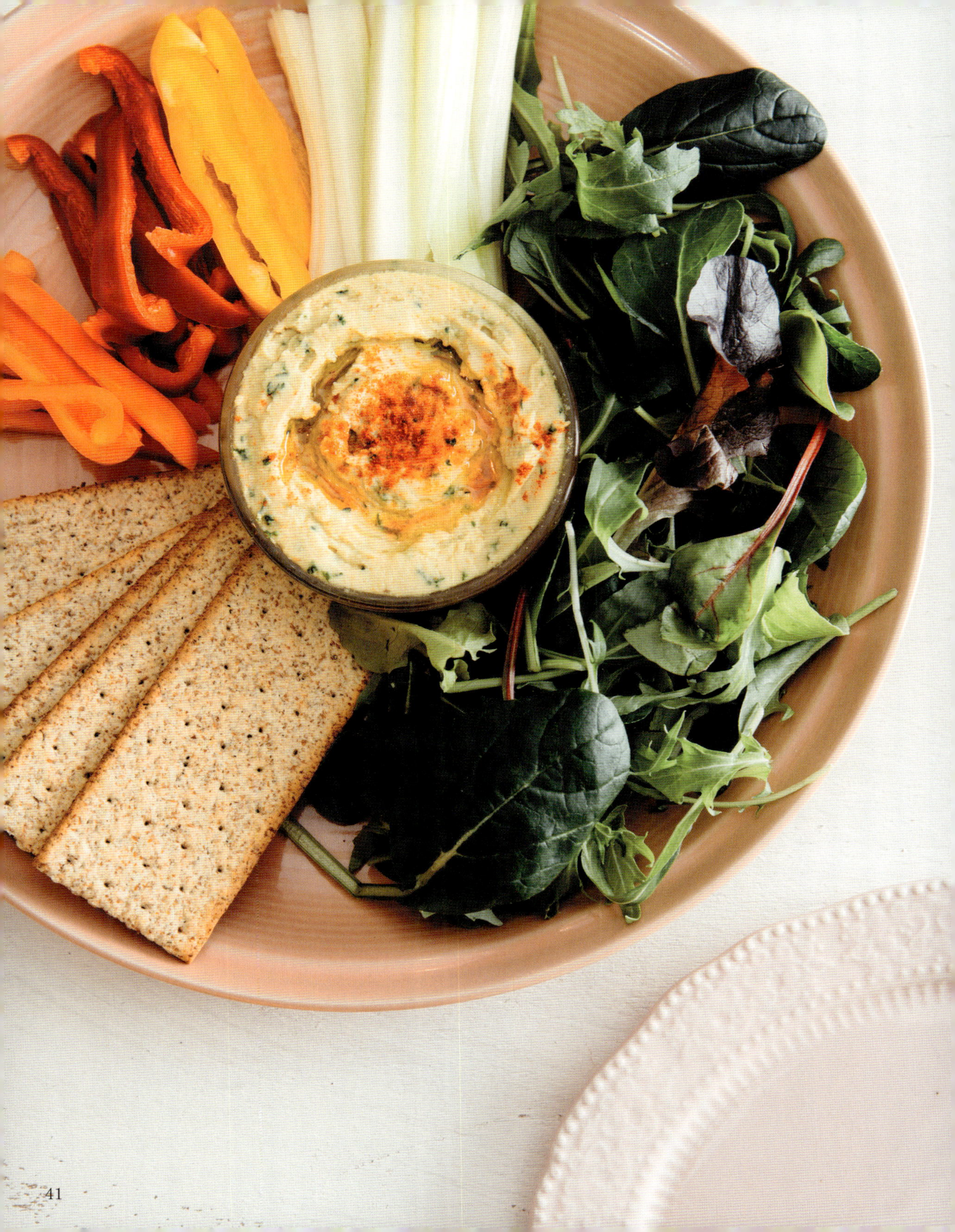

シソとミントのレアチーズ風ジェラート

ローフードを取り入れたヘルシージェラートです。
シソとミントのダブル使いで、さわやかにリフレッシュ！

材料（2〜4人分）

ローハニー……大さじ3〜4
レモン汁……大さじ1
ココナッツオイル……小さじ1
生カシューナッツ……100g（30分以上浸水後、水気を切る）
シソ……5枚
ミント……ひとつかみ
氷……250g

つくり方

材料をバイタミックス（ウエットコンテナ）に入れ、フタをしっかり閉め、透明キャップのみを外してタンパーを差し込みます。スピードダイヤルを1〜10まで徐々に上げ、運転モードHIGHに切り替え、よく混ざるまで撹拌して、できあがり。

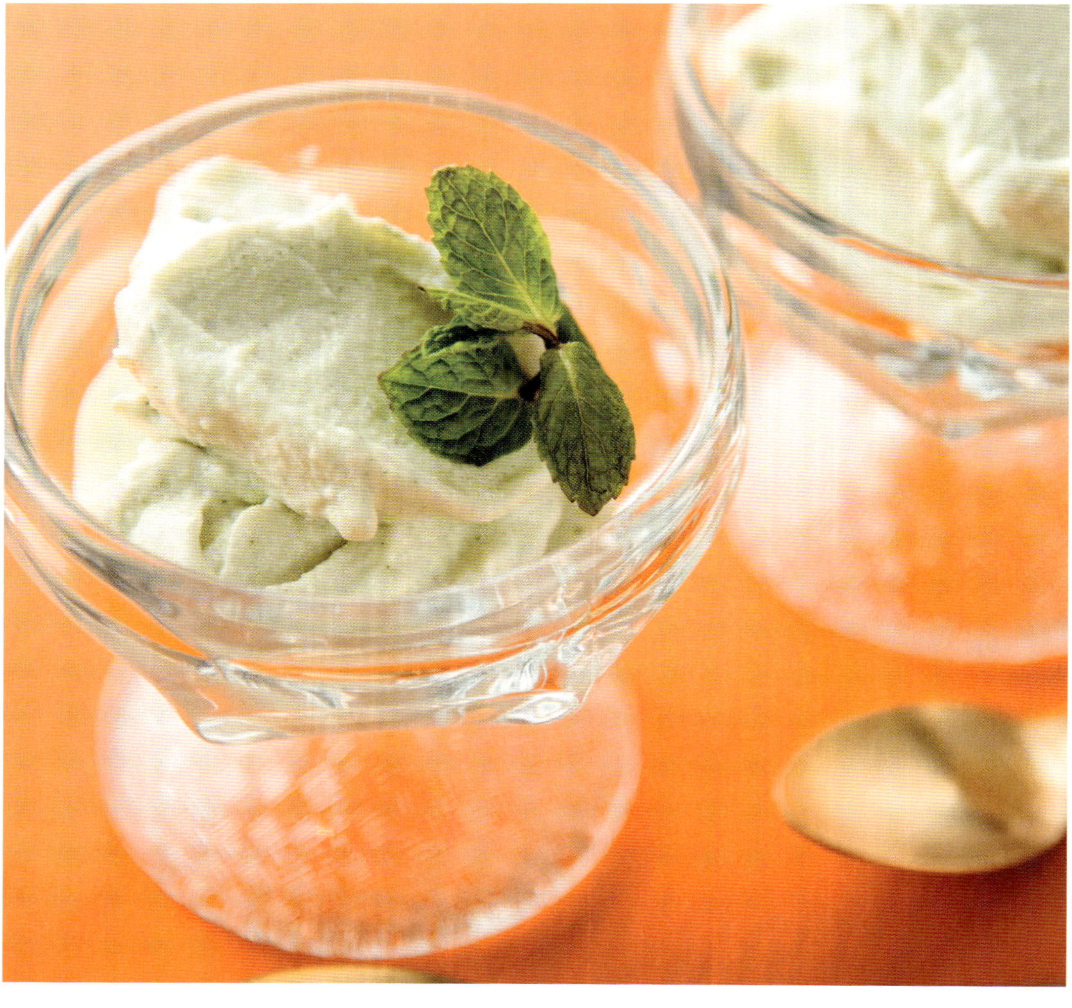

section 3

Performance up

パフォーマンスアップと強いからだづくりに、植物の力を！

アスリートには強いからだと精神力が必要です。そのパフォーマンスアップのための食べ方には、一般の人も参考になる知恵がたくさんあります。

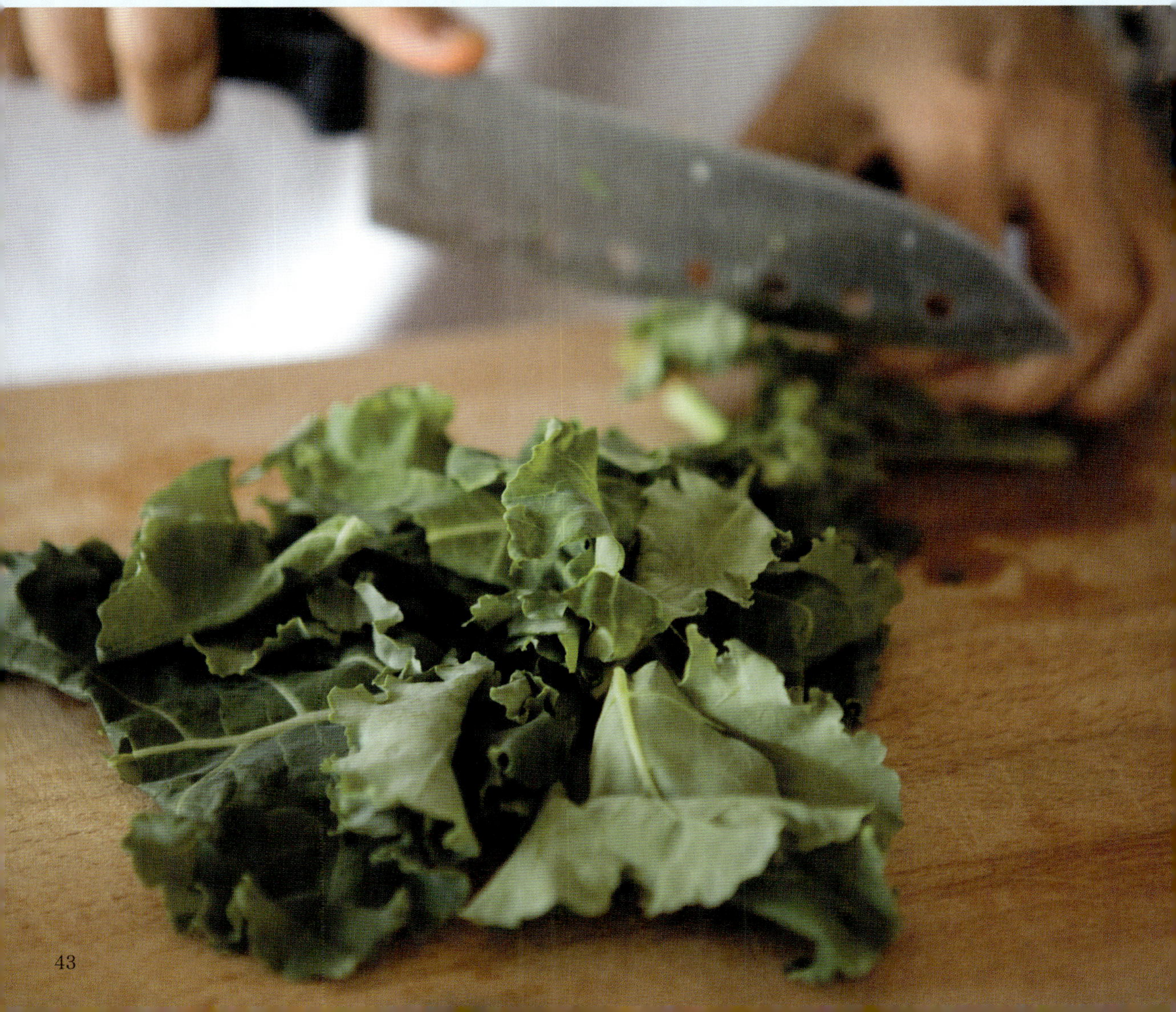

“自分史上最強のからだ”は植物の力でつくる！

section 3

［プロマウンテンバイクアスリート］
池田祐樹さん

［アスリートフード研究家］
池田清子さん

マウンテンバイクの長距離・耐久レースの国内第一人者、
池田祐樹選手。植物性中心の食生活に改め、妻・清子さんと二人三脚で、
強く、健康なからだづくりに取り組んでいます。

マウンテンバイクの長距離・耐久レースは、３０００メートルを超える高山、砂漠、ジャングルなど、大自然を1日から数日かけて走る極めて過酷なもの。

「一歩間違えれば滑落しそうな崖がコースになっていることもある危険な競技です。でも、そこまで命をかけて夢中になれるものに出会えてすごく幸せを感じますね」と池田祐樹さん。

祐樹さんはレースのために南アフリカ、スリランカ、アメリカ、モンゴルなど世界各国へ遠征し1年の半分近くは海外に滞在。

「昨年行ったネパール・ヒマラヤ山中でのレースはきつかった。標高は最高５４００メートル、平均して約３０００メートルの場所を10日間走りました。酸素も薄く、気温はマイナス15度。翌日に疲れを残さないためには栄養と休養が大切です。栄養補給には、現地の食にプラス

profile

Yuki Ikeda

1979年、東京生まれ。トピーク・エルゴンレーシングチームUSA所属プロ・マウンテンバイクレーサー。日本人初の米国自転車連盟認定コーチ。アメリカ留学時にマウンテンバイクの世界に出会い虜に。世界各国の長距離・耐久レースに参加し数々の優勝経験を積む。2010～2016年マウンテンバイクマラソン世界選手権日本代表として参加。

Sayako Ikeda

1979年、千葉県生まれ。アスリートフード研究家。モデル事務所・株式会社ナノン・マネジメント代表取締役。ビオトープ株式会社代表取締役社長。夫・池田祐樹選手のマネージメントも行う。アスリートのパフォーマンス向上や減量など、目的に合わせたメニューを日々研究中。著書に『EAT GOOD for LIFE』（トランスワールドジャパン）がある。

写真／稲垣純也（44～47ページ）

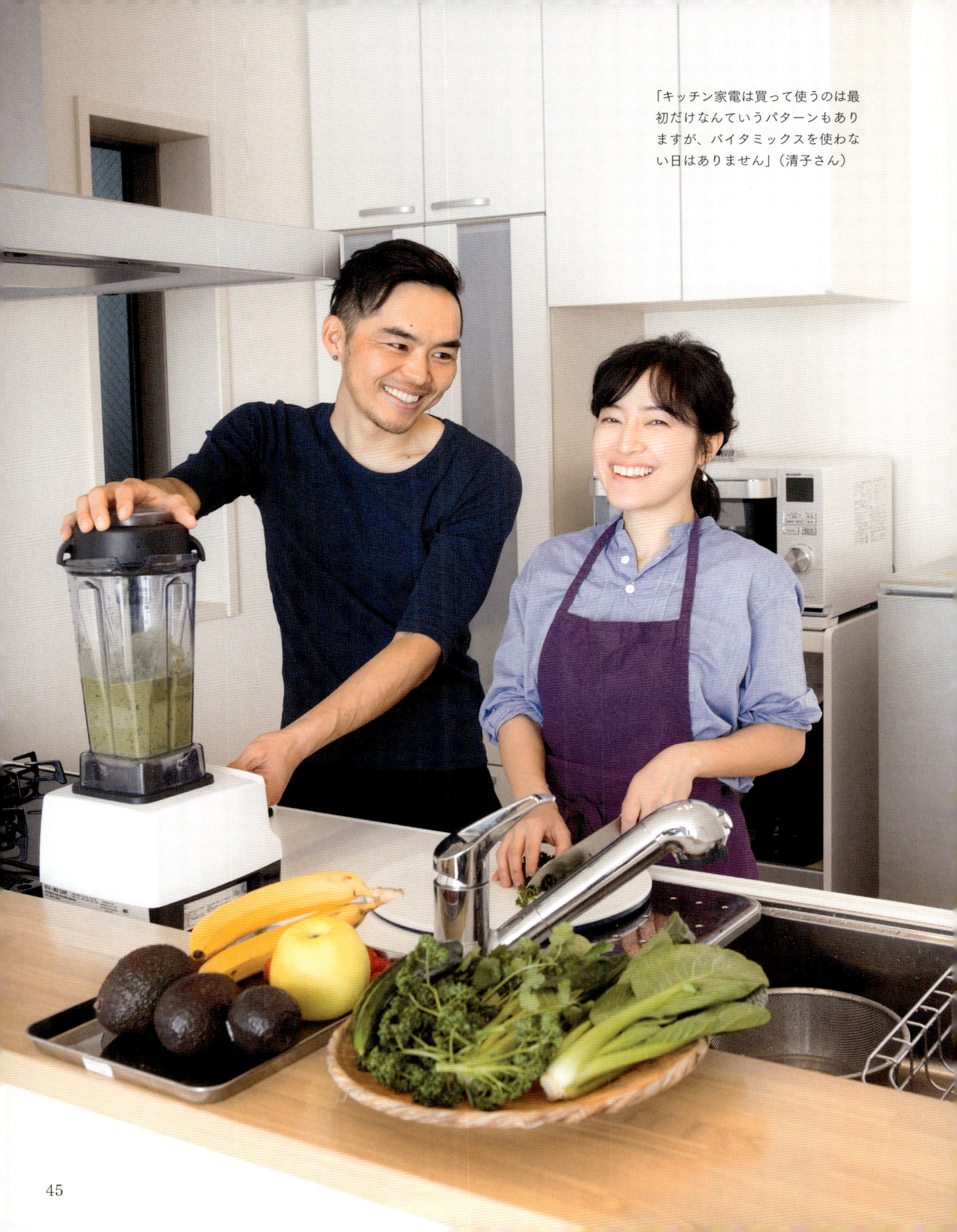

「キッチン家電は買って使うのは最初だけなんていうパターンもありますが、バイタミックスを使わない日はありません」（清子さん）

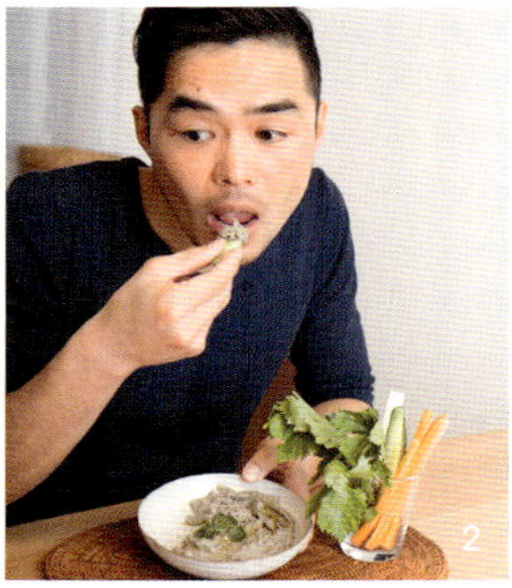

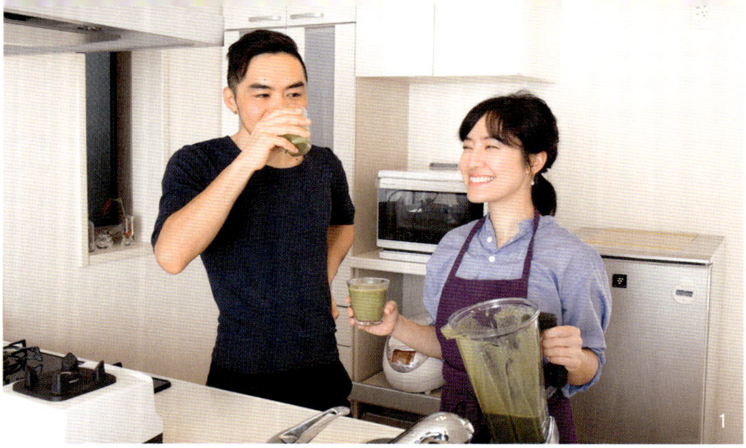

1　朝のスムージーの材料は、小松菜、バナナ、パセリ、ホールフーズ（一物全体）をコンセプトにつくられミールリプレイスメント（チョコレート味）、豆乳。
2　ひよこ豆と黒豆のフムスは、運動後のリカバリースナック。冷蔵庫に常備しています。豆とニンニクとごまペースト、パクチー、ヘンプオイル、天然塩少々をバイタミックスでねっとりするまでよく撹拌してつくります。

できる麻の実パウダーやチアシードなどを持っていきました」
　祐樹さんは結婚した3年前とほぼ同時期に植物性中心の食生活に変えましたが、それは妻・清子さんの影響が大きいといいます。清子さんは以前よりマクロビオティックを学んでいましたが「かゆいところに手の届くサポーターでありたい」と結婚を機にアスリートフードマイスターの資格も取得しました。
「清子は当初から『乳製品は取らなくてもいいんじゃない?』と言ってくれていたけれど、ぼくはスポーツ栄養学の知識があるから、そのアドバイスを素直に受け取れなかったんだよね」
「聞く耳持たなかった（笑）。だったらアスリートの気持ちをもっとわかってやろうじゃないか、と思って、自分もマウンテンバイクのレースに出ることにしたんです」（清子さん）
　挑戦したのは24キロのヒルクライムレース。約2ヶ月の練習期間を経て、なんと夫婦でダブル優勝を果たします。
「レースに向けてからだづくりをしてみて、食の大切さを体感しました。菜食を試しながら出場したんだよね」（清子さん）
「そう。海外では菜食でいい結果を出している選手もたくさんいて、もともと興味はあったんです。ぼくはその後、本格的に乳製品、卵、肉魚をやめて菜食に移行。北米で行われた160キロのオフロードレースにも優勝しました。さらに悩まされていた運動誘発性のぜんそくや花粉症、高血圧も治ったんです。この成功体験が頭とからだに深く刻み込まれて、菜食をやめる理由はないなと。清子のおかげで、自分に最適な食と出会えたと思っています」
　菜食へ移行する際には、それ

ある一日の過ごし方

祐樹さん

5:00　起床、朝食（スムージー）、コーヒーを飲みながらメールチェック

8:00　トレーニングに出かける（その日によってメニューや時間は異なる）

12:00-13:00　昼食時間はまちまち。活性酸素を除去するために、トレーニング後30分以内に「ビッグサラダボウル」を食べる

13:00-15:00　昼食後はPC作業とリラックスタイム

15:00-17:00　ジムトレーニングに出かける（その日によってメニューや時間は異なる）

17:00-18:00　夕食

21:00-22:00　入浴後、就寝

清子さん

6:00　起床、朝食（バナナ＋白湯）

7:00-8:00　パーソナルトレーニング。帰宅後にスムージーにアボカドサラダ（アボカドの種の部分にシソを詰めて、梅酢をかける）を食べてタンパク質、クエン酸、糖質で疲れをリカバリー

9:30　モデル事務所の仕事

12:30　昼食（サラダ＋ミックスナッツ）

17:30　終業

19:00　夕食

21:00　アスリートフード研究家の仕事

23:00　入浴後、就寝

以上は、モデル事務所の仕事のある日のスケジュール。それ以外の日は、祐樹さんのスケジュールに合わせている。

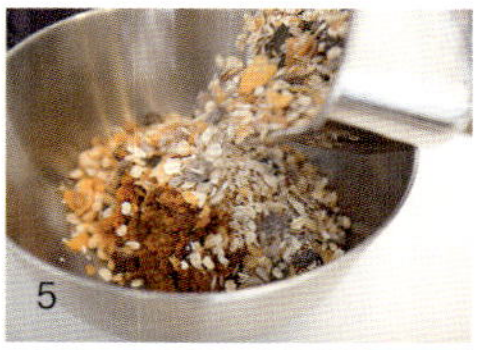
5

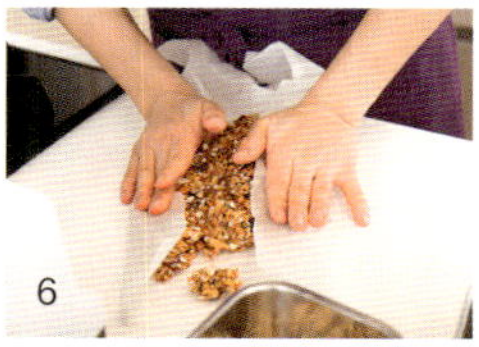
6

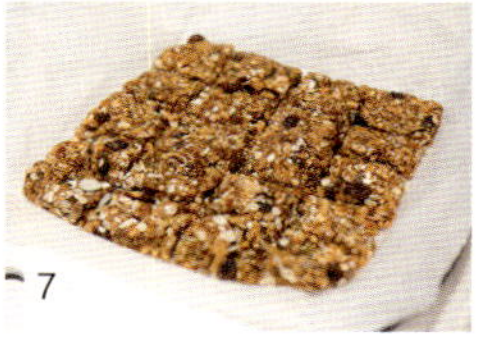
7

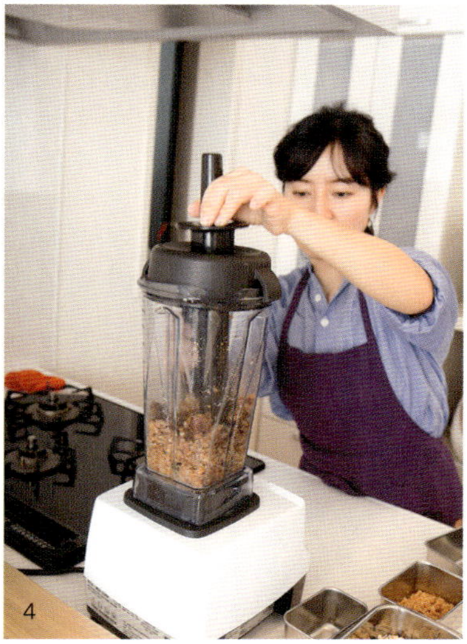
4

4　おやつのバーづくりにも、バイタミックスが活躍。ナッツ類を粗く砕き、デーツをねばりが出るまで撹拌。
5　ねばりを出したデーツにナッツ類とグラノーラをよく混ぜ合わせます。
6、7　混ぜた材料をオーブンシートの上で平らにのばし、180度に熱したオーブンで10分加熱。最後切り分けて冷ましたらできあがり！

「食はごほうび。栄養だけでなく、おいしく食べることも大事にしたい」

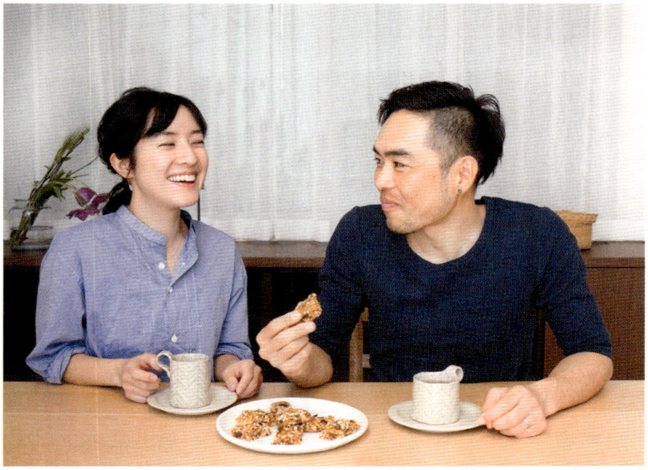

パフォーマンスを上げるための基本

どんな仕事でも、パフォーマンスを上げるためには「運動・栄養・休養」の３つのバランスを保つことが基本です。
「ハイクオリティな運動には、それに見合った休養と栄養が必要。たとえば激しい運動をすると活性酸素（からだをさびさせる物質）がたくさん発生するので、それを抗酸化作用物質が豊富なフレッシュなグリーンで浄化します。ぼくの場合、『ビッグサラダボウル』（右写真）で野菜をたっぷり取ります」（祐樹さん）

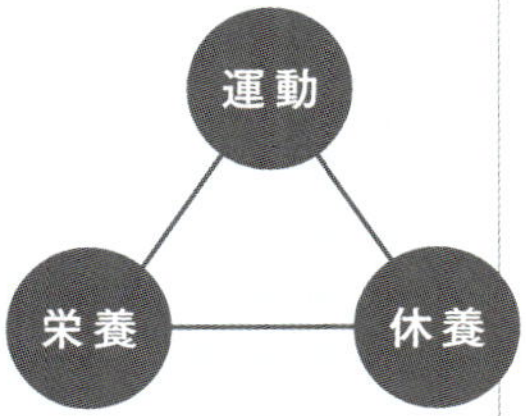

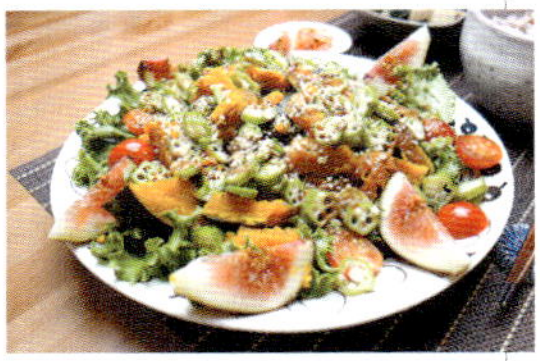

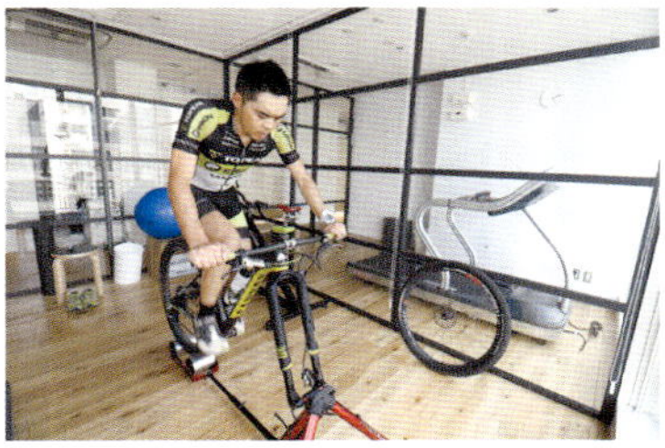

「死ぬか生きるかの競技だから、練習もシビアです。レース前にいかにしっかり準備したかが自信につながります」（祐樹さん）

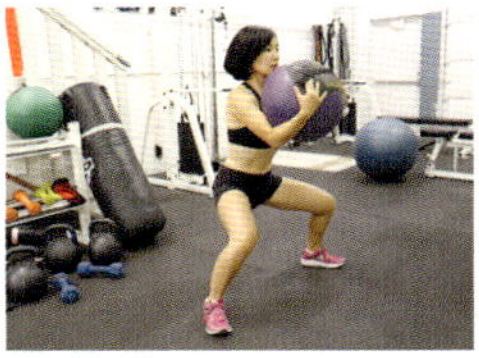

「アメリカで日焼けも気にせず堂々とランニングしている女性を見て、かっこいい！と思って。今、筋トレにもはまっています」（清子さん）

まで乳製品や肉などで摂っていたタンパク質を植物性のものに置き換えれば、栄養的にも無理がないといいます。

「わが家はヘンプパウダーやヘンプシードを常備していますが、ヘンプは良質なタンパク質を含んでいます。食物繊維やミネラルも豊富です。朝食のスムージーにもたっぷり入れます」（清子さん）

登りが肝心の競技なので、余分な筋肉の重みはじゃまになります。いかにからだを軽くし、パワーや免疫力を失わない程度に筋肉と脂肪を残すかが課題です。

「ぼくの場合、体脂肪率9％がちょうどいい。レースのときに最高の状態にもっていけるよう、ぎりぎりまで食やトレーニングで調整していきます」

からだづくりにはトレーニング後の食事が重要、と祐樹さん。

「トレーニング直後は、栄養素を吸収しやすい状態です。そのタイミングで回復に必要な栄養素を摂ると、筋肉の修復を早めることができます。トレーニングが激しいほど内臓も疲れるので、内臓に負担をかけないよう、バイタミックスで食材を砕き、消化しやすく調理した食事を取ることが多いです。菜食にしてから本当に調子がよくて、高校生のときよりも37歳の今のほうが動けるように思います。今が、自分史上、最強です！」

アスリートは、強くなるためにからだを酷使して免疫力を下げてしまうのが当たり前の世界ですが、それも菜食にしたことで最小限に抑えられています。

「夫は年に5、6回は風邪をひいていましたが、菜食にしてから風邪をひく回数が激減し、成績を上げながらも免疫力がアップしました。野菜の力はすごいと思います」（清子さん）

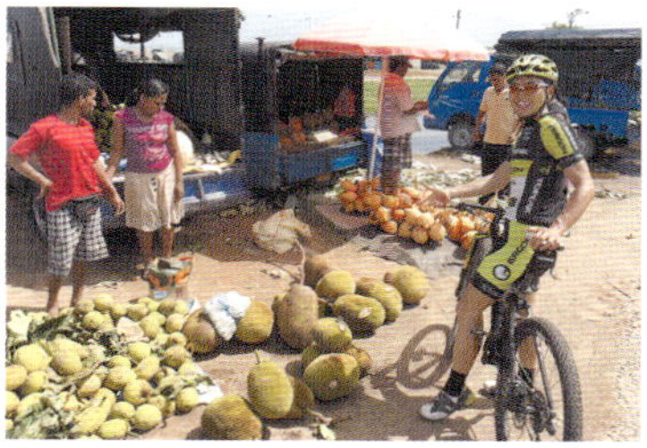

スリランカにて。「練習途中で巨大なジャックフルーツに出会い、びっくりして思わず立ち止まってしまいました」(祐樹さん)

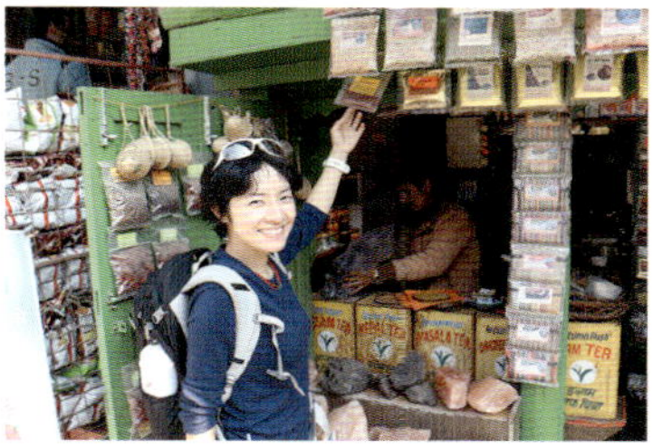

遠征地ネパールにて。現地の食材にも興味津々の清子さん。

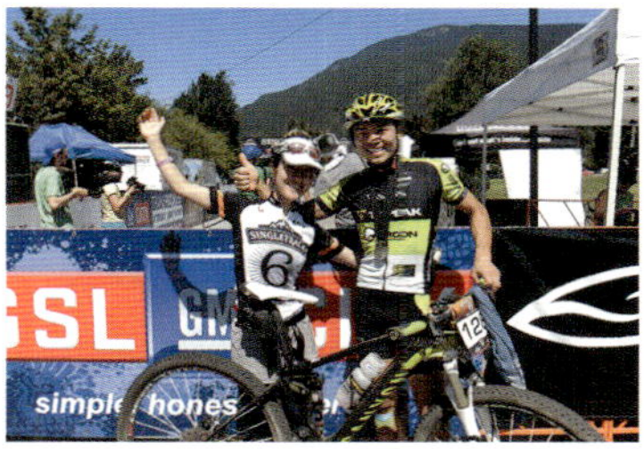

これまでの3年間は、遠征地に清子さんも同行して祐樹さんをしっかりサポート。

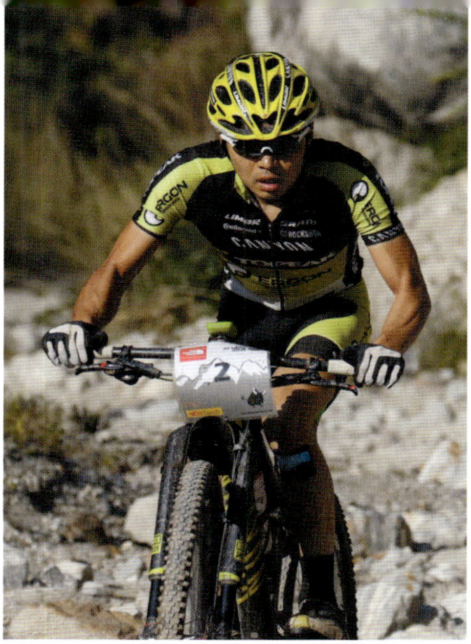

レース中の祐樹さん。

「マウンテンバイクという競技を突き詰めることで、食をはじめ、環境問題、国際交流など、新しい世界を知り、自分の視野がどんどん広がってきています。そうした広い世界とつながれるようになったきっかけは、やはりからだを大切にしようと決意したこと。ひとつのことに全力で向かえるのも、健康であるからこそです。

今、健康やパフォーマンスアップのための食の研究にも夢中です。食関連の書籍も読みあさっていますが、いいと思ったものはまず試してみる。グルテンフリーや低糖質の食事、バレットプルーフ(※)など、いろいろ自分のからだで実験しています」

「どんなに科学が進んでも、この世界で科学的に証明されていることはほんの少し。今ある〝常識〟も数年後には覆るかもしれません。食に関してもいろいろな情報がありますが、本当によいと実感したものを続けたいし、伝えていきたいと思いますね」(清子さん)

※朝に良質のバター入りコーヒーを飲む、アメリカで注目されているダイエット法。

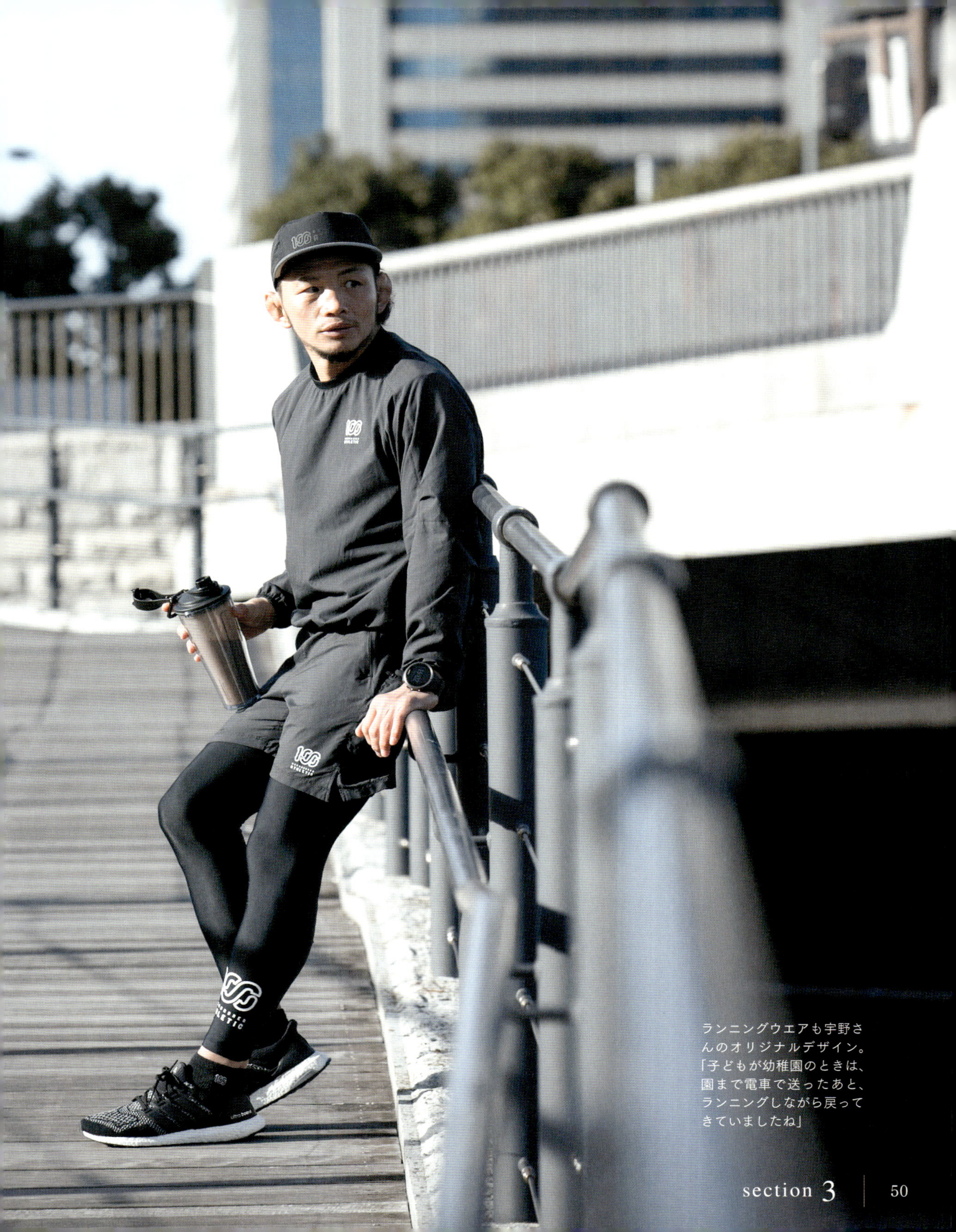

ランニングウエアも宇野さんのオリジナルデザイン。「子どもが幼稚園のときは、園まで電車で送ったあと、ランニングしながら戻ってきていましたね」

強さの秘密は、食のコントロールと家族で過ごす朝時間

［ 総合格闘家 ］

宇野薫さん

総合格闘技界のパイオニアとして最前線を走り続けて20年。
40代とは思えない若々しさを保つ宇野薫さんの朝は、
子どもたちのぎやかな声とスムージーづくりからスタートします。

「朝はまず、子ども用にフルーツやヨーグルトでスムージーをつくります。子どもたちの残り分にプロテインを加えてそのまま飲んだり、それをグラノーラにかけたりして自分用の朝食にします。アサイーやアセロラなど、ビタミン豊富なアマゾンフルーツを入れたり、いろいろなものを混ぜて試すのが好きなんです。でも子どもたちは酸っぱいのが苦手で、変わった果物や野菜を入れると不評です（笑）。

とくに朝練があるときの朝食はスムージーだけです。たくさん食べると動けなくなってしまうので、エネルギーを適度に補給できて消化しやすいスムージーがちょうどいいんです」と宇野薫さん。奥様も「スムージーをつくる音で目が覚める（笑）。ありがたいですね。バイタミックスは凍らせたフルーツなどの硬いものも簡単に砕けるから便

profile／

Caol Uno

1975年、神奈川県生まれ。プロフェッショナル修斗でプロ総合格闘家としてデビュー。その後もUFC、HERO'S、DREAM、VTJといった数々のリングで闘い、今もなお現役の総合格闘家として活躍中。自身のブランド「ONEHUNDRED ATHLETIC」のディレクターや格闘技ビギナー向けの総合格闘技クラス「UNO DOJO」のヘッドトレーナーも務める。

 写真／竹田博之

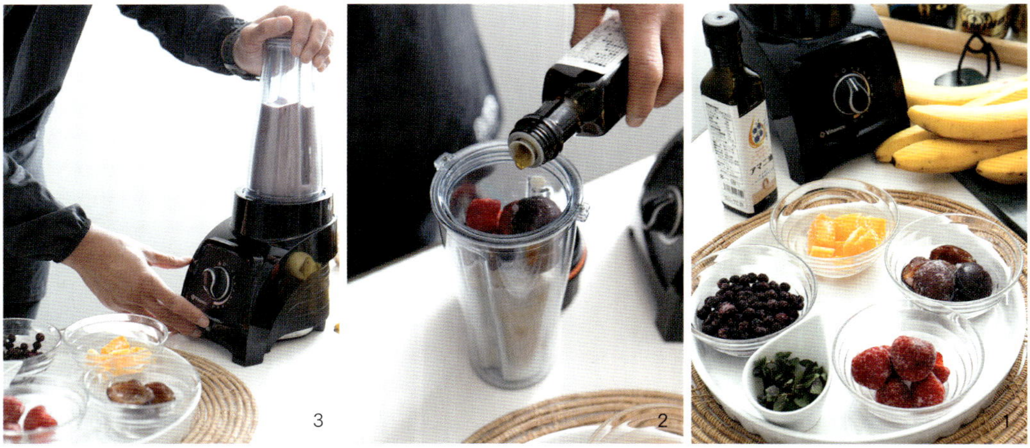

1 スムージーには、バナナやりんご、ブルーベリー、マンゴー、プルーン、いちごなどのフルーツをたくさん使います。
2 「亜麻仁オイルは子どもにもいいと思って、入れるようにしています」
3 宇野さんが使っているのは、バイタミックスS30。つくったドリンクは専用カップでそのまま持ち歩けるようになっています。

利です。スープもきめ細かくなめらかに、おいしくできますよ」と語ります。

総合格闘技には体重による階級があり、試合までのコンディションづくりでは、減量も必要になります。そんなときには特製野菜スープが大活躍します。

「減量のときは野菜をたくさん取りたいので妻に栄養たっぷりの野菜スープをリクエストします。朝はスムージーでからだを起動し、夜はスープで疲れを癒す感じですね。

体調管理のためには、食は重要です。とくに年齢が上がってきてそれを感じるようになりました。普段の食事では炭水化物などの糖質は控え、野菜やタンパク質を多めに。減量中は脂肪分を控えますが、亜麻仁オイルのような良質のオイルは積極的に取るようにしています。ちょこちょこ食べてエネルギーを切らさないようにし、少し多めに食べたら、そのあと動いて燃焼させる。常にからだに余分なものを残さないイメージです。

いつも最高のパフォーマンスができるよう、コンディションには気を配っていますね。大切なのは、体調の変化に早めに気づくこと。変化に気づいたら練習もやり過ぎることなく、今日はこのへんでやめておこうと判断することも大事です」

総合格闘技はケガをするリスクも高くハードな競技。練習は365日休みなしで、からだを鍛える努力を怠りません。

「自分の場合、試合に負けたときの悔しさが、次の試合への原動力になっています。もっとうまくなりたい、強くなりたい、という気持ちが大きいです。強くなるためには、格闘技そのものを楽しむことも大事だと思っています」

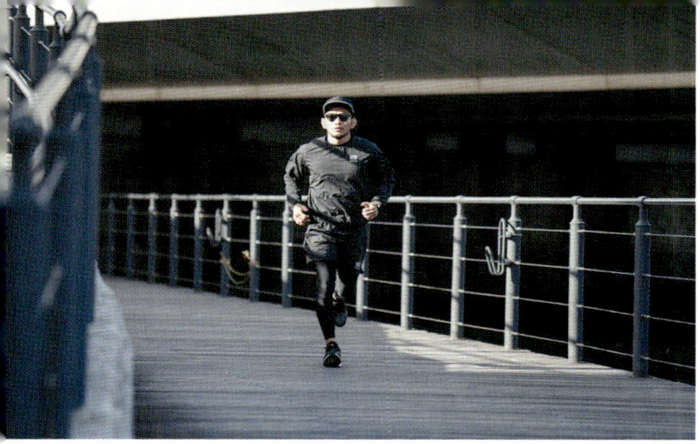

「このあたりは走っていても気持ちいいです」と横浜の海沿いを走る宇野さん。

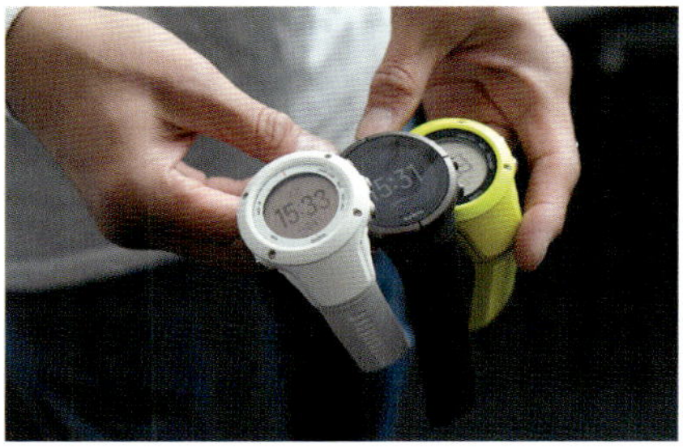

ランニングには、走った距離や時間を測れる時計を身につけます。気分によって、色を使いわけて。

朝はスムージーでからだを起動し、夜はスープで疲れを癒します

ある一日の過ごし方

7:00 起床。朝練のときは、家族と自分のためのスムージーをつくり、一緒に食事をする

9:00 子どもを学校に送り出したあと、1時間ほどランニング

10:00 トレーニング、仕事の準備

13:00 軽食を取ったあと、移動

14:30-17:00 スパーリング

17:30 移動中に軽食を取る

18:00 打ち合わせや、展示会・レセプションを回る

20:00-21:30 ウエイトトレーニング

22:30 帰宅。軽く食事を取る。入浴

24:30 就寝

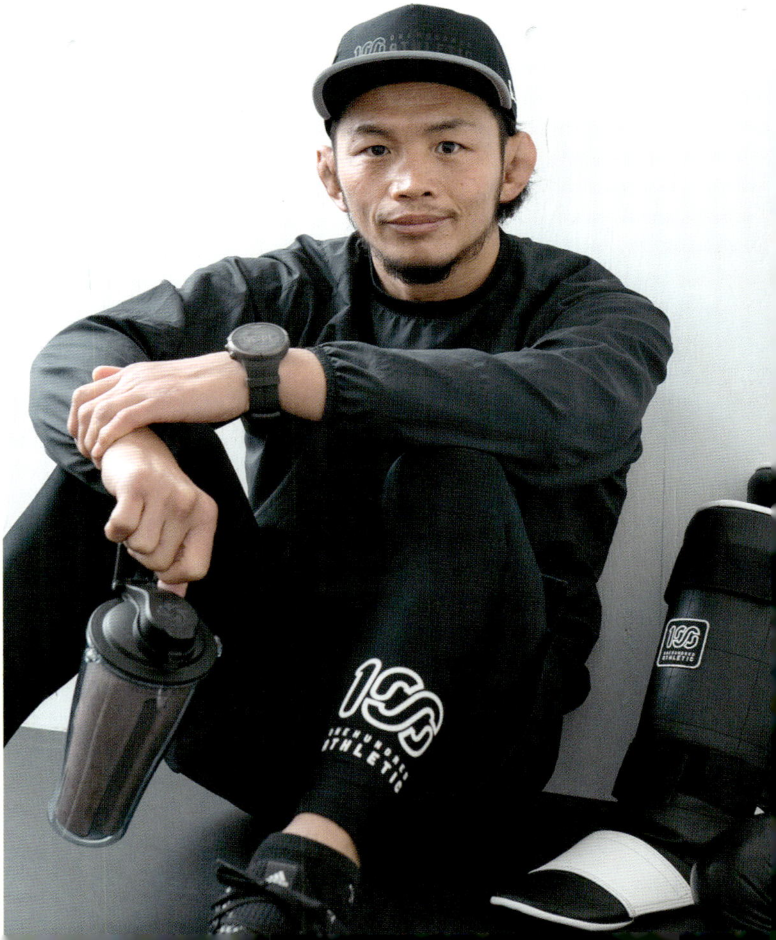

「精神面では、家族に支えてもらっている部分が大きいです」

総合格闘技では、体力だけではなく、精神力も要求されます。

「責めるときも守るときも、瞬時に適確な判断をしなければならないので、頭脳も使います。最近、メディテーションをはじめましたが、試合での正確な判断にも役立つと思っています。どんな状況においても呼吸に意識を向け、気持ちを落ちつかせるという方法です。イライラすることが少なくなり、子どもを叱るときにも役立っているかも(笑)。精神面では、家族に支えられている部分も大きいですね。日曜日は娘とパンケーキを焼くのが習慣です。あそぶ時間をしっかりとれなくても、暮らしの中で関われる時間を少しでもつくれたらいいなと思います」

最近では、ブラジリアン柔術の試合にも出場。

「ブラジリアン柔術は総合格闘技よりもケガのリスクが少なく、女性や年齢の高い方でもできる生涯スポーツだと思います。

女性の場合は護身術としても役立ちます。総合格闘技は日々進化するハードな競技だから、いずれついていけなくなるときがくるでしょう。ぼくは現役としてできるだけ長くやっていきたいので、将来的にはブラジリアン柔術にも力を入れていこうと思っています。

今は道場で一般の方の指導もしていますが、生徒さんには何よりもまず、格闘技を楽しんでもらいたい。それをきっかけに生活全体が楽しくなっていくような、そんなお手伝いができればうれしいですね」

ファッション業界にも活躍の場を広げている宇野さん。その強さとやわらかさを兼ね備えた魅力の秘密は、仕事も暮らしも「まるごと楽しむ」という生き方にあるのかもしれません。

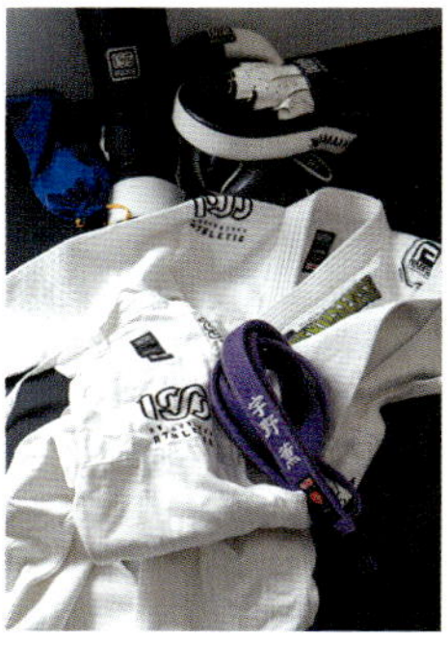

宇野さんは、ブラジリアン柔術では紫帯。道着やトレーニンググッズも、すべてオリジナルデザインでつくったものを使っています。

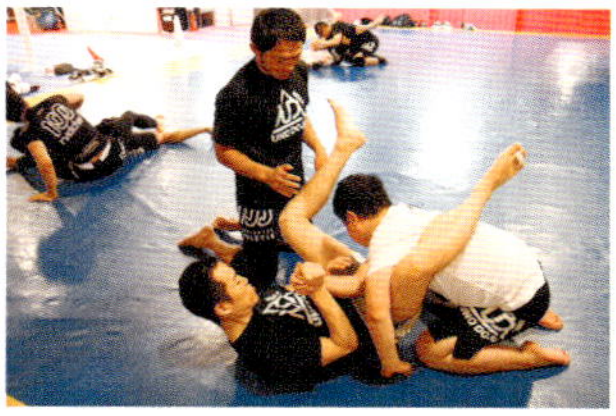

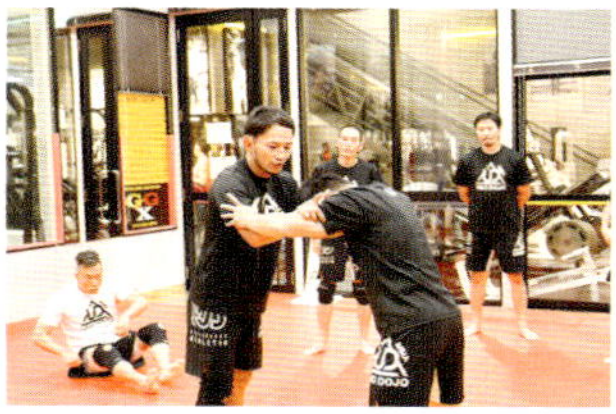

UNO DOJOのMMA(総合格闘技)クラスの様子。「格闘技では楽しむことが、強くなる秘訣でもあります」

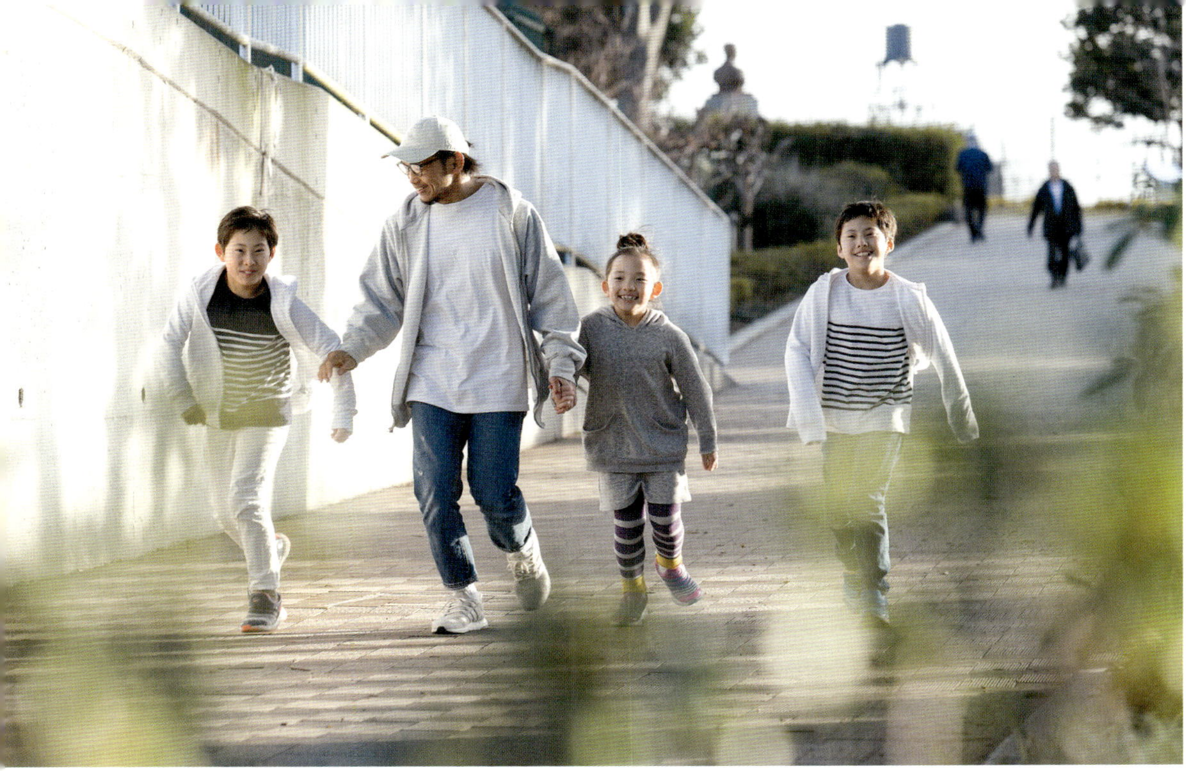

宇野家のお散歩のひとこま。子どもたちも元気いっぱい！　試合で勝ったときは、子どもたちもリングに上がって記念撮影するのが恒例に。

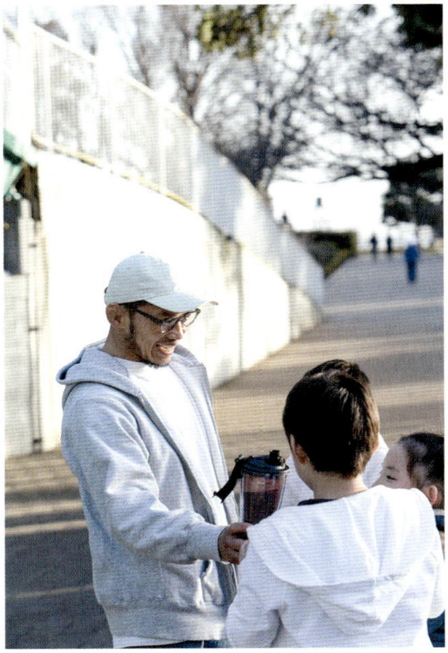

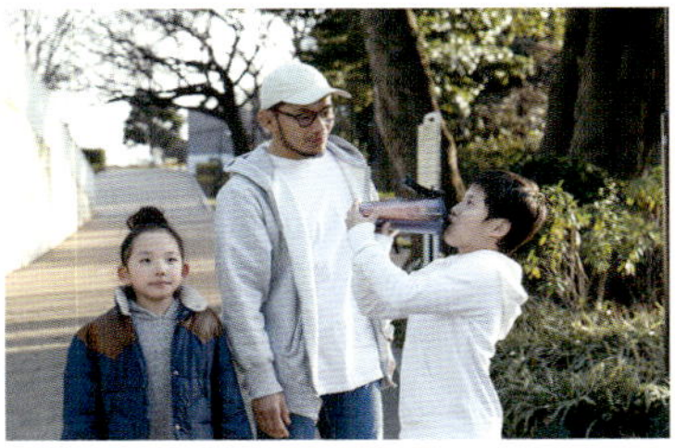

「今日のはおいしくできた！ プルーンがよかったみたい」と宇野さん。子どもたちもスムージーを奪い合うようにして飲みます。

野菜たっぷりのグルテンフリー&疲労回復食

野菜はまるごとホールフード（一物全体）で食べれば、栄養倍増！
できるだけ農薬などの化学物質を用いずに育てられた、新鮮なものを選びましょう。

レシピ考案／濱口久美（vitamix 公認インストラクター）　写真／宗野歩

トマト・にんじんドレッシング

トマトのリコピンとにんじんのβ-カロテンで疲労を回復。
野菜でつくったドレッシングで、野菜をたくさん食べましょう！

材料（200ml）

にんじん……70g
玉ねぎ……20g
トマト……中1個（130g）
オリーブオイル……60ml
酢……30ml
しょうゆ……大さじ１
はちみつ……小さじ１
塩、こしょう……適量

つくり方

① バイタミックス（ウエットコンテナ）に材料をすべて入れます。

② スピードダイヤルを１～10まで徐々に上げ、運転モードをHIGHにして、乳化するまで撹拌して、できあがり。

にんじんスープ

にんじんに含まれる栄養素、β-カロテンは、からだのサビの原因となる
活性酸素から、からだを守ってくれます。

材料（2人分）

にんじん（スチームしておく）……120ｇ
玉ねぎ（スチームしておく）……1/4個（50g）
豆乳……200ml
小桜えび……大さじ2（5g）
コンソメ……小さじ1
塩、こしょう……適量

つくり方

① バイタミックス（ウエットコンテナ）にすべての材料を入れます。

② スピードダイヤルを１～10まで除々に上げ、運転モードをHIGHにして３～５分撹拌して、できあがり。

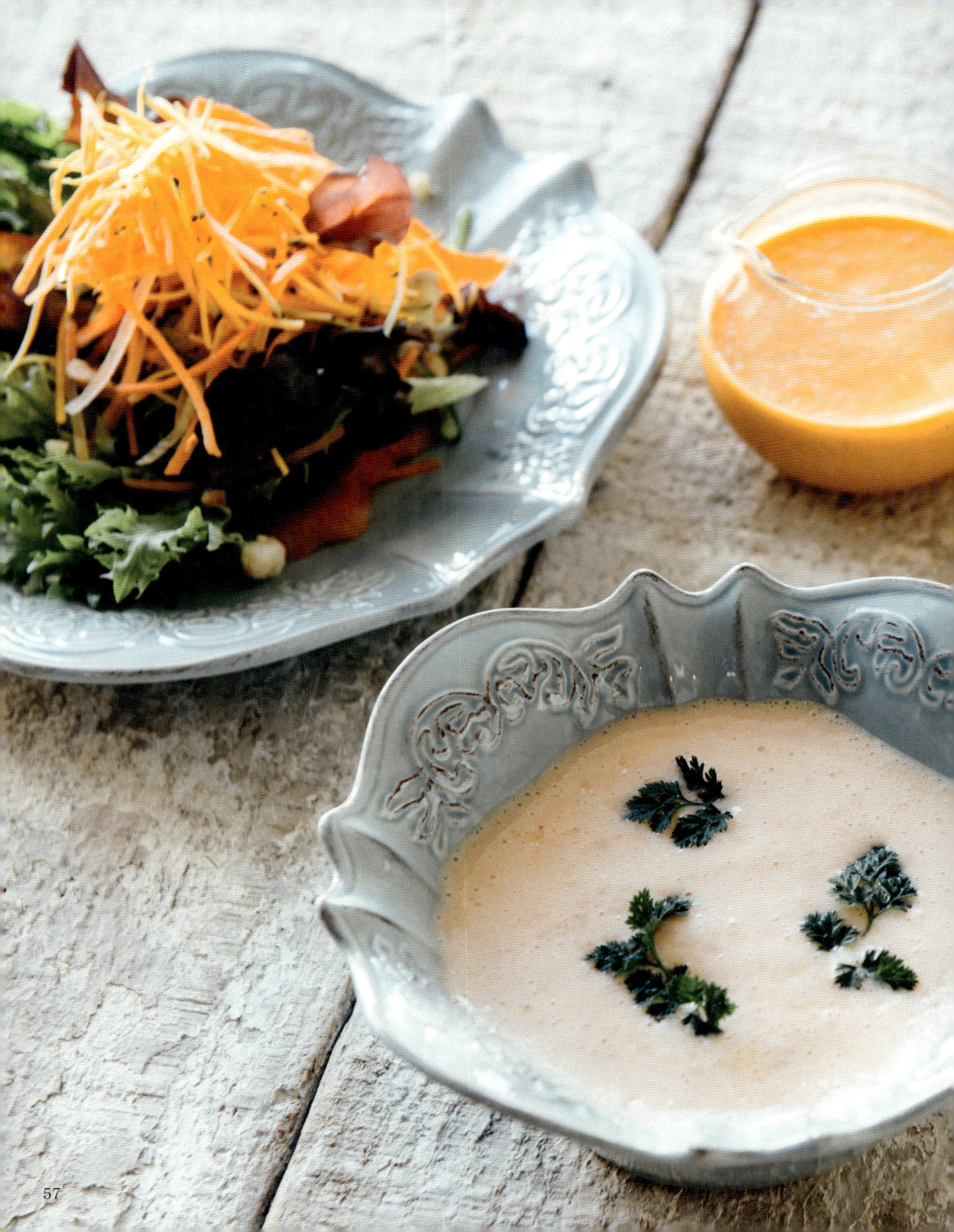

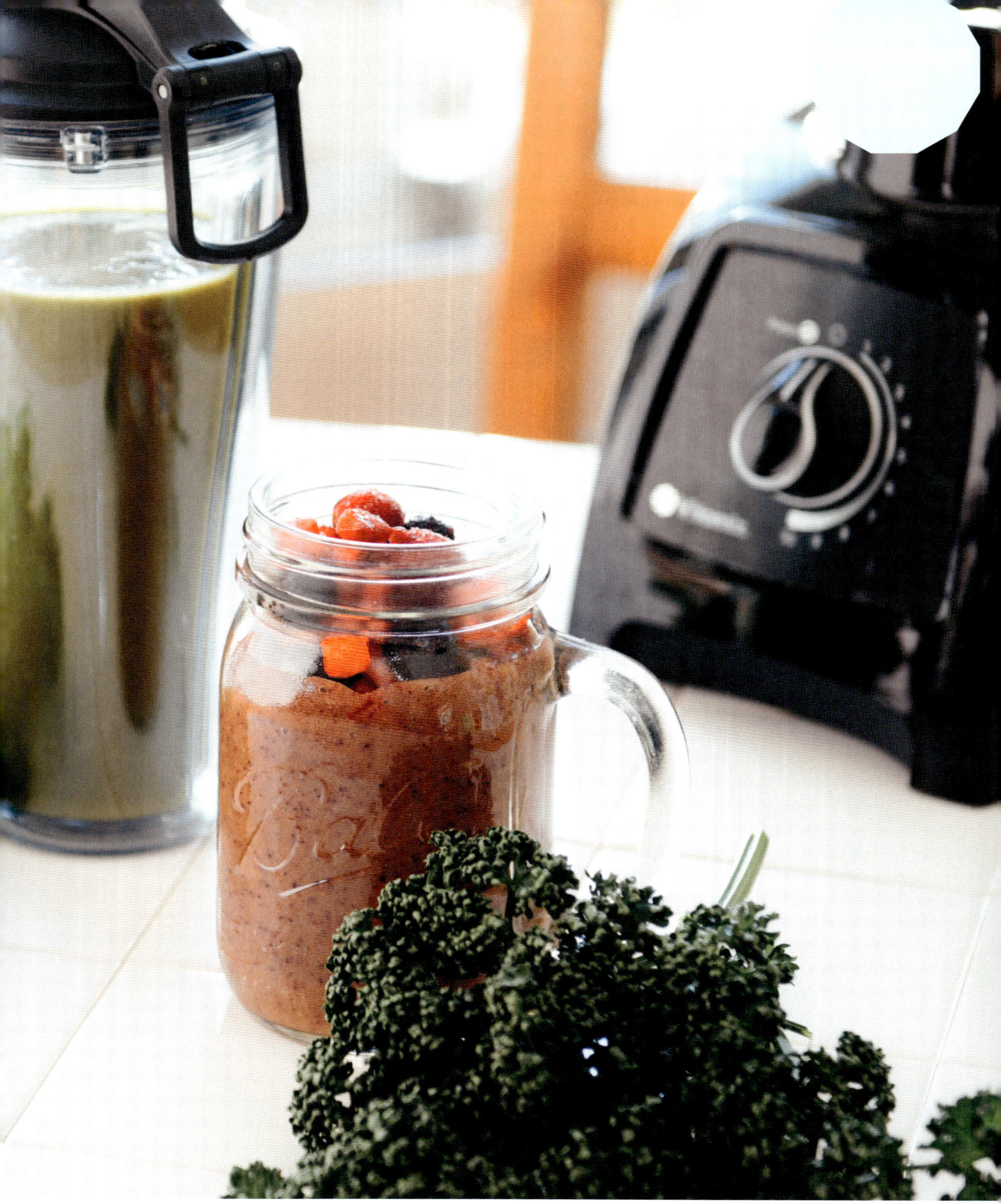

風邪予防のグリーンスムージー

風邪は引きはじめのケアが肝心。春菊は鼻やのどの粘膜を守り、咳を鎮める作用も。からだの変化を感じたら飲みたいスムージーです。

材料（2～3人分）

みかん……２個
柿……1/2個
冷凍パイナップル……75g
春菊……２株
水……80～100ml
氷……適量

つくり方

① バイタミックス（ウエットコンテナ）にすべての材料を入れます。

② スピードダイヤルを1～10まで除々に上げ、運転モードをHIGHに切り替え、1分ほど撹拌して完成。

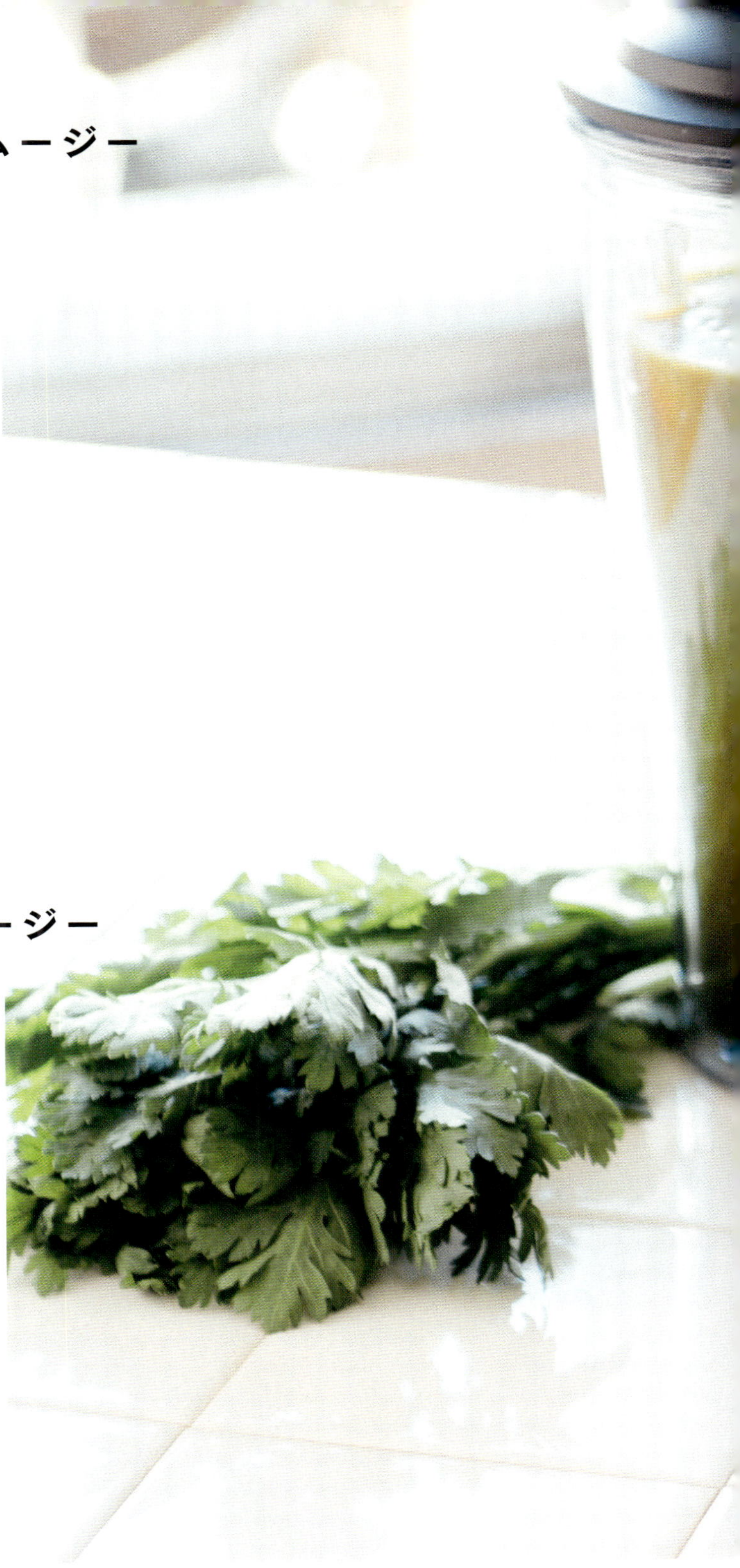

金メダルグリーンスムージー

パセリはグリーン界の金メダリスト！
カルシウム、鉄、ビタミンＫの含有量がナンバーワンです。スムージーにすれば、たくさん摂れます。

材料（2～3人分）

パセリ……１茎（葉のみ）10ｇ
冷凍ミックスベリー……80ｇ
バナナ……100ｇ
オレンジ……1個
水……100ml

つくり方

① バイタミックス（ウエットコンテナ）にすべての材料を入れます。

② スピードダイヤルを1～10まで除々に上げ、運転モードをHIGHに切り替え、1分ほど撹拌して、できあがり。

砂糖を使わない・
腸活バナナケーキ

からだの脂肪をエネルギーとして燃やすためには糖質が必要です。バナナは吸収が早く、アスリートにもおすすめの食材です。

材料（4〜5人分）

オートミール……100ｇ（およそ1カップ）
完熟バナナ……2本
ベーキングパウダー……小さじ1
重曹……小さじ1
ナッツバター……50ｇ（ピーナッツバターでも可）
ヨーグルト……50ml
干しぶどう……75〜100ｇ（バナナの甘さによって調整）
ピュアカカオパウダー……大さじ1〜2
カシューナッツ（軽く砕いたもの）……25g

つくり方

① オートミールをバイタミックス（ウエットコンテナ）に入れて撹拌し、あらかじめ粉状にしておきます。

② バナナをバイタミックス（ウエットコンテナ）で軽く撹拌してつぶします（大きめのボウルに入れて、手でつぶしてもOK）。

③ ボウルにすべての材料を入れ、スパチュラを使って均等になるように混ぜ合わせます。

④ ③をケーキ型に入れたら、表面を平らに整え、トントンとまな板の上に落とし、中の空気を抜きます。

⑤ 170度に予熱したオーブンに④を入れ、50分程度焼きます。串を刺して生地が付かなければ、できあがり。

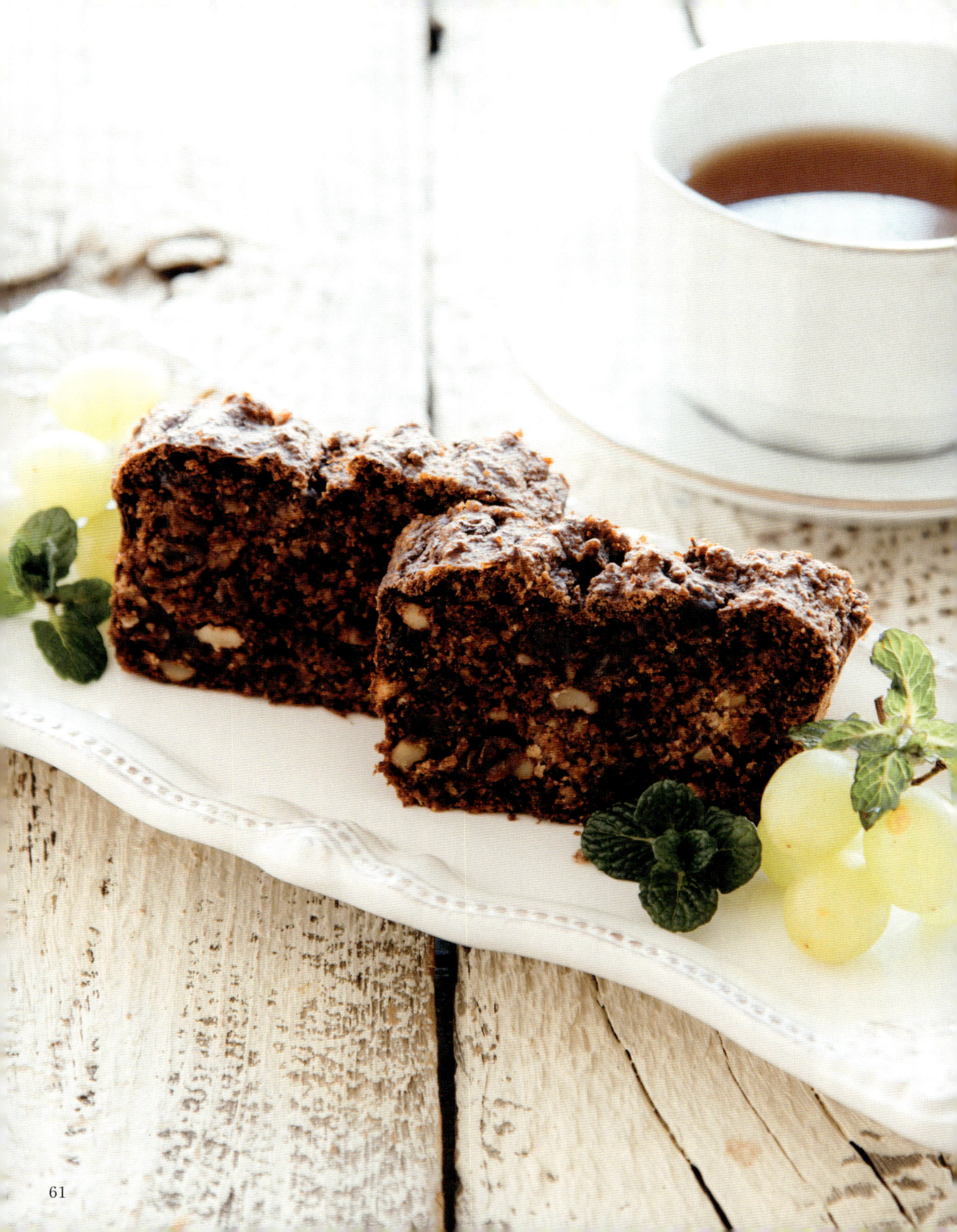

ナッツバター

ビタミンEが豊富なナッツ類は、疲労回復にぴったりの食材。
硬いものも簡単に砕けるバイタミックスで、フレッシュなナッツバターをご家庭で！

材料（300g分）

ミックスナッツ……300g

つくり方

① 材料をバイタミックス（ウエットコンテナ）に入れ、フタをしっかり閉め、透明キャップのみを外してタンパーをセットし、電源をONにします。

② スピードダイヤルを1〜10まで徐々に上げ、運転モードをHIGHに切り替えます。

③ タンパーを使いながら約2分ほど攪拌し、なめらかにして完成。

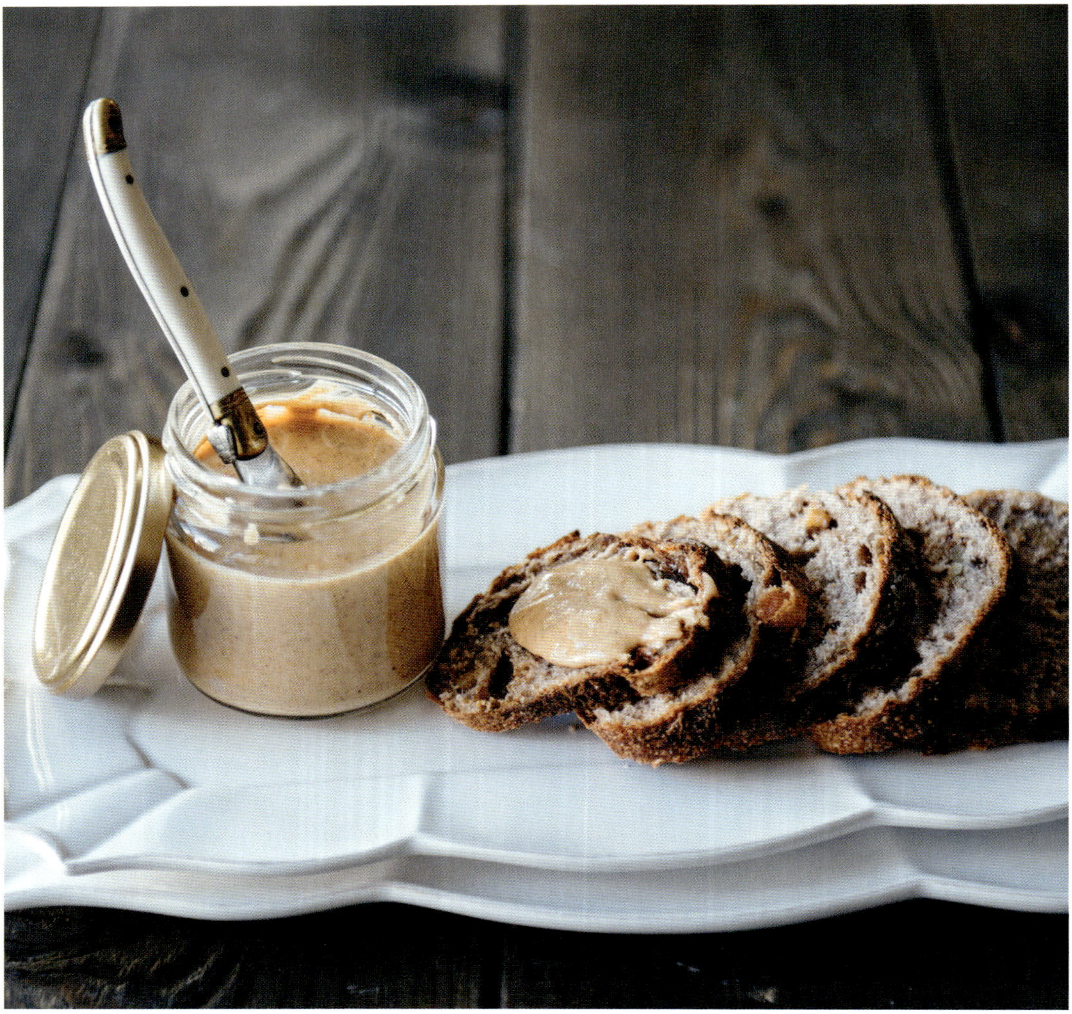

section 4

Anti-Aging

古くて新しい
老いない食べ方・暮らし方

何を食べたかは、からだに現れるもの。いつまでの若々しくありたいなら、
若々しくあるための「食」を選ぶこと。朝から効率よく栄養を摂りましょう！

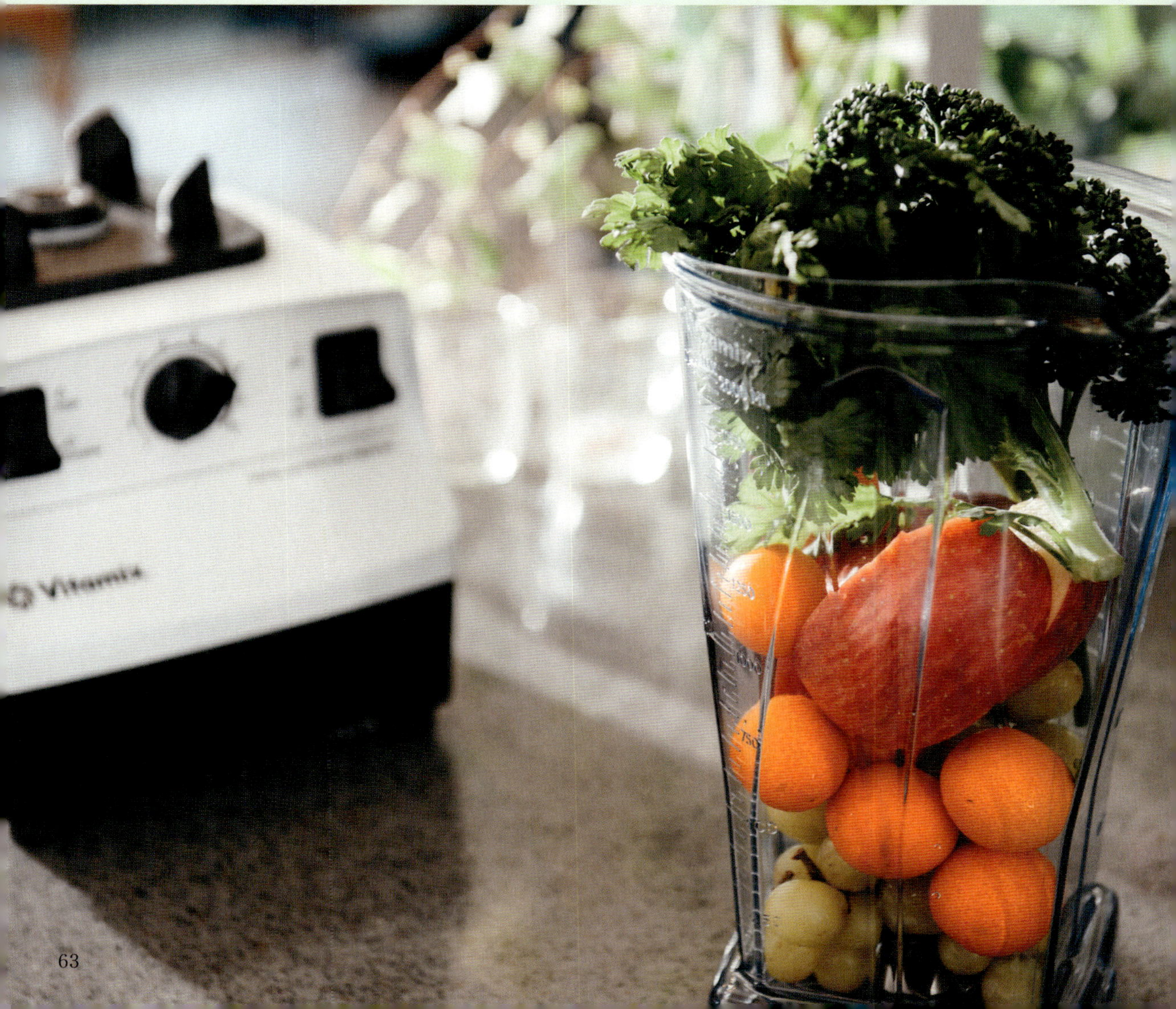

旬の野菜とケフィア菌のスムージーで、朝から腸を元気に！

section 4

［ 医学博士 ］

白澤卓二さん

アンチエイジングやアルツハイマーを研究している白澤卓二さん。
老いないためには「食」や生き方の見直しがキーワードになるといいます。
その実践の一部を見せていただきました。

白澤卓二さんの仕事場、白澤抗加齢医学研究室では、毎日スムージーをつくっています。備え付けのキッチンはさながら実験室のよう。健康的な食について、日々の生活の中で実験が行われています。

スムージーの材料は、ケミカルフリーの牛乳をケフィア菌で発酵させたヨーグルトと、自家農園「Ｄｒ・白澤ファーム」の、農薬や化学肥料を一切使わずに栽培された新鮮な野菜。「朝のエネルギー補給はスムージーだけで充分です」と白澤さん。

「朝食を食べ過ぎるとからだの動きが悪くなってしまいます。今日のスムージーは、バナナとケフィアをバイタミックスで混ぜ、コンテナの中で前日から発酵させておいたものに、聖護院大根とにんじん、ほうれん草、りんごとライムを入れました。飲んだときに口の中が少し

profile/

Takuji Shirasawa

医学博士。白澤抗加齢学研究所所長。千葉大学大学院医学研究科博士課程修了。東京都老人総合研究所病理部門研究員、分子老化研究グループリーダー、老化ゲノムバイオマーカー研究チームリーダー、順天堂大学大学院医学研究科加齢制御医学講座教授などを経て現職。専門は寿命制御遺伝子の分子遺伝学、アルツハイマー病の分子生物学、アスリートの遺伝子研究。

写真／竹田博之

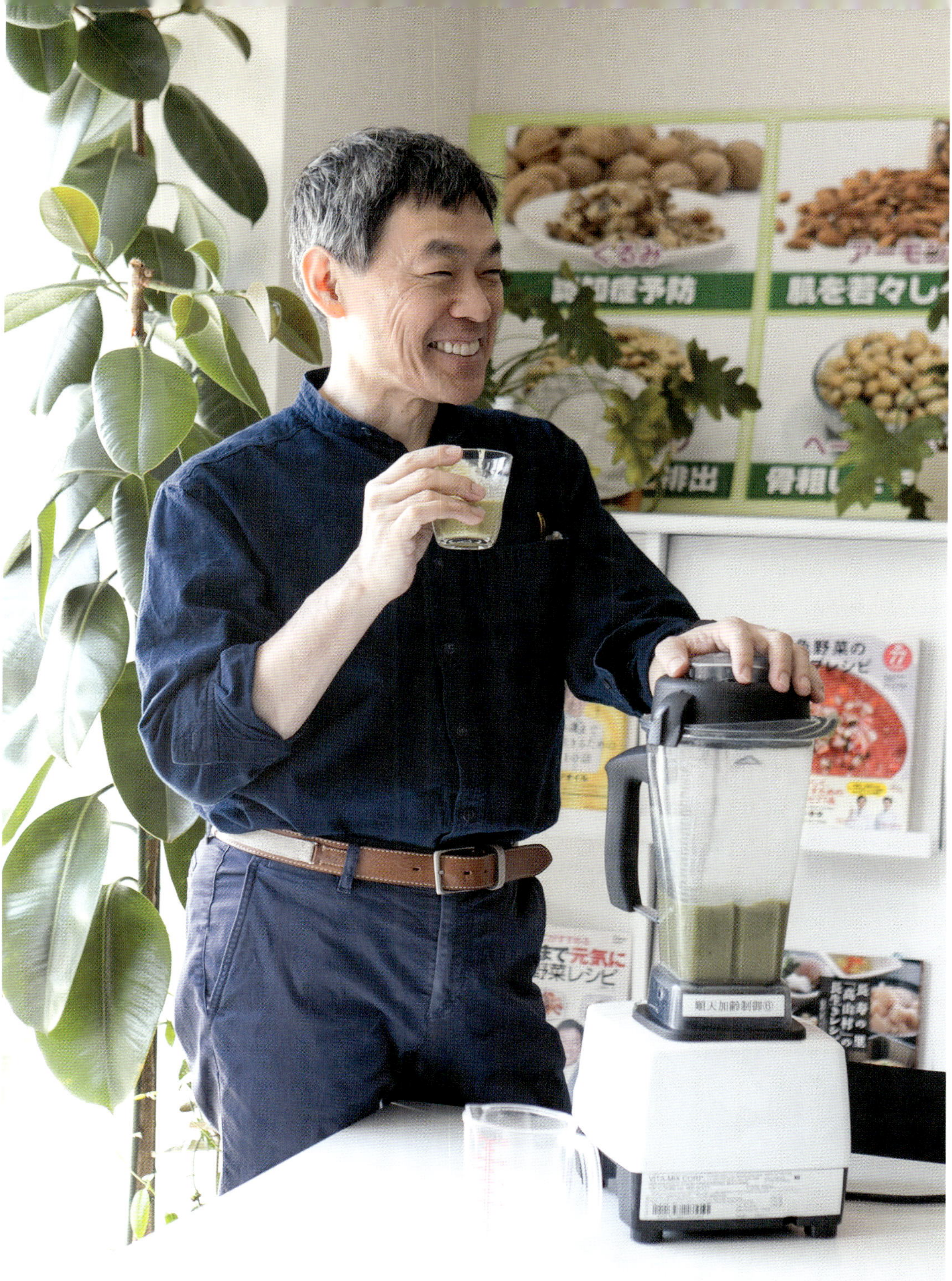

「今日はライムをまるごと入れて正解。香りよくいい感じでできあがっていますね！　柑橘類は皮ごと入れると、香りがとてもよくなります」

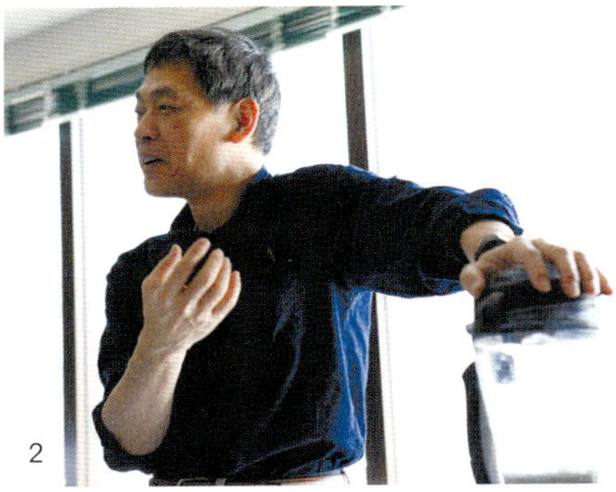

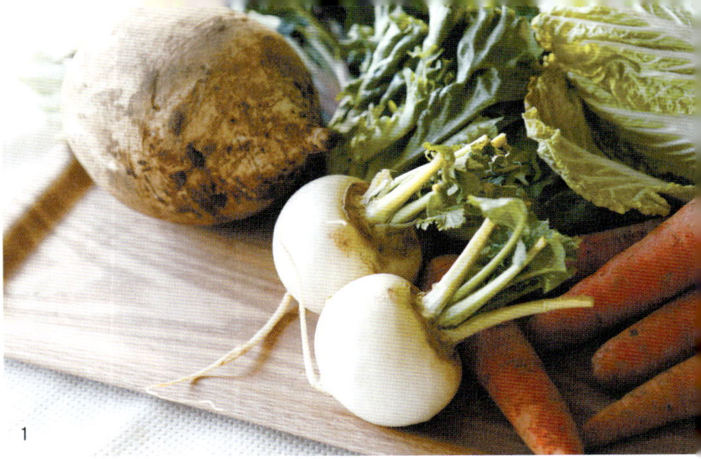

1 「野菜の栄養素をまるごと摂りたいから、基本的に、スムージーには食材を皮ごと入れます。オーガニックの野菜は多少化学物質を使っている場合がありますが、私のつくっている野菜は100%ケミカルフリーです」
2 「このコンテナの中は、腸内環境が最高によい人のおなかの中と同じ状態です」

だけぴりぴりとするでしょう？それはケフィア菌が活発に働いて発酵している証拠です。

　われわれの腸の中には善玉菌と悪玉菌、そして日和見菌があって、そこに食事が入ってきて消化を行います。このバイタミックスのコンテナの中は、腸の中が善玉菌優位で非常に健康状態がよい人が、バナナを食べたのと同じ状態です。こうした、腸内のよい状態を再現したスムージーを飲んでいると、おなかの中がスムージーに同調して善玉菌が増えていくんです」

　昼食には、きっちり35グラム、分量を測ってつくったおにぎりを2個食べます。

「発酵させた酵素玄米の中に、黒大豆、黒豆、もちきび、あわなどの雑穀が16種類と、じゃこ、さくらえび、数の子、カニ、こしょうとバターが入っています。玄米も、豆も、魚卵もじゃこも、一個の生命体ですよね。それをまるごと食べることが重要です。それらの生命体の中には、人のミトコンドリアが合成する生命エネルギーＡＴＰと同じものがつくり出されています。これは決して人工的につくれません。このおにぎりは、まるごとの生命体がぎっしり詰まった完全栄養食。だからエネルギーが高く、少量でも充分なんです。

　私の専門はアンチエイジングや予防医学ですが、それには、『食』が重要です。1週間に一度だけ気休め程度にいいものを食べるのではなく、毎日の食事が大事です。とくに主食や調味料など日々継続して取るものは、化学物質を使っていない質のよいものを選ぶこと。また、砂糖を控えるのも、現代人にとって重要な課題です。食材を加熱せず、酵素を生かしてローフード的に食べることも大切ですね」

ある一日の過ごし方

5:00-6:00	起床、執筆、メールチェック
8:30-9:00	朝食のスムージーづくり、移動。取材、診療、打ち合わせなどをスタート
12:00-13:00	昼食の時間はまちまち。仕事をしながら取る
13:00-22:00	取材、診察、打ち合わせ、夕食など
22:00-24:00	帰宅後、シャワー
1:00	就寝

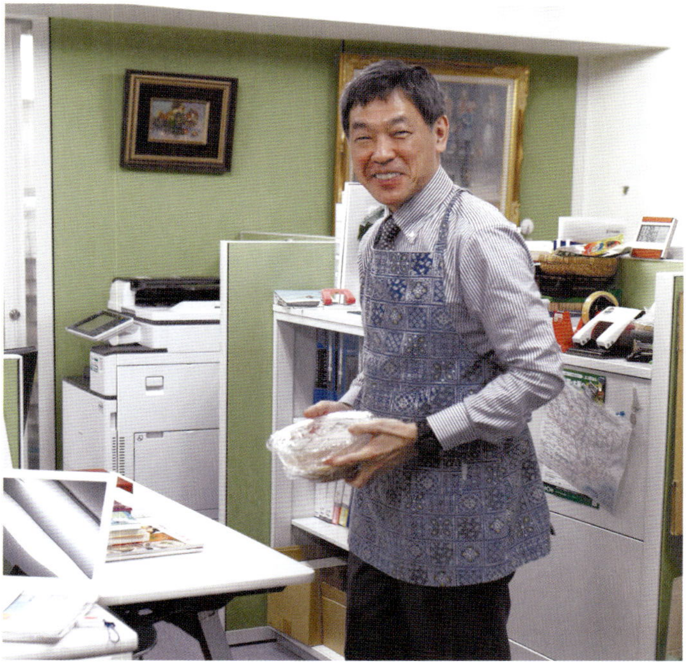

エプロンをして調理の準備をする白澤さん。

「食」からいかに生命力を得るによって、
からだの状態が変わってきます

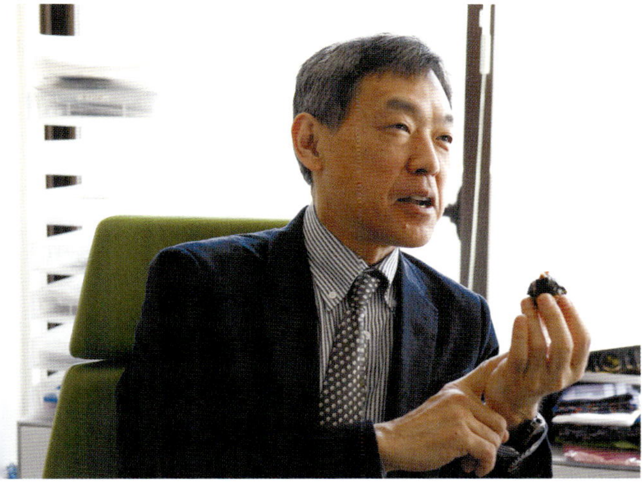

機能性を追究した究極のおにぎりの中には、生命力がぎゅっと詰まっています。「このおにぎり、事務所のスタッフに見つかるとなくなっちゃうから、いつも6〜8個はつくります(笑)」

「さまざまな小麦を収集しています。現代の小麦はからだによくないけれど、人類は小麦をやめられないでしょう。それなら、害を少なく食べる方法に焦点を当てるべきです」

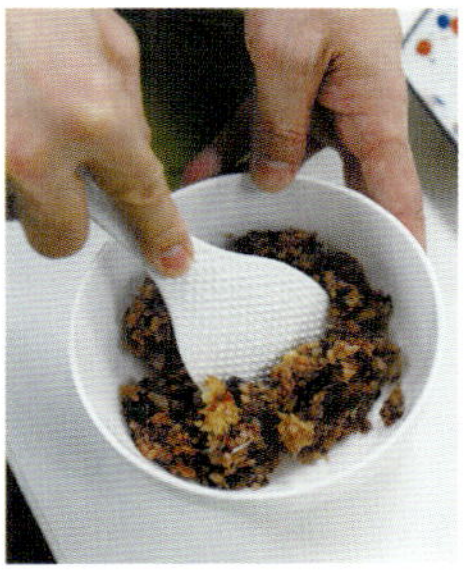

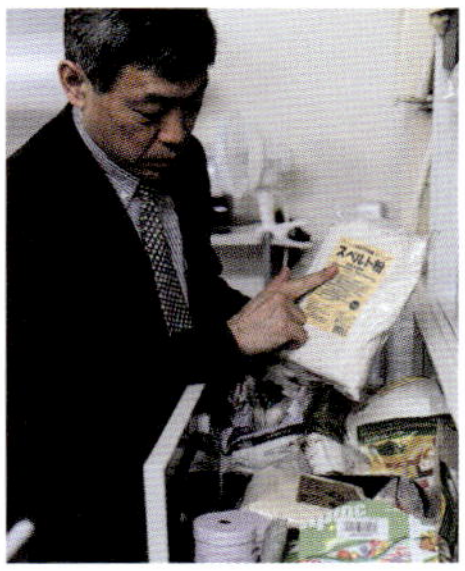

「いつまでも若々しく活動的に過ごすには、生活に立体感を持たせることです」

いつまでも若々しく、ぼけることなく長生きするためには、食の改善だけではなく、「人生のテーマ」を持つことが重要です。

「人生のテーマを持っている人のほうが長寿になる傾向がありますが、これは病院では処方できず、自分で探すしかありません。だから、私は山の中でキャンプを開催し、参加した方が自然と触れ合う中で、自分自身と向き合うきっかけづくりをしています。普段は人が入らない山奥にも行きますが、そこでは日常では起こりえないさまざまなことに対応しなければならず、原始的な感覚を使います。それが脳やからだ中の細胞を刺激し、活性化する働きがあるんです。

今、社会全体が平面的になっています。テレビやスマートフォンも平面的でしょう？ 自然の中での立体的な体験が、現代人は少な過ぎます。もっと積極的に、さまざまな感覚を使っていくことが必要です」

研究室にはスイスオルゴールがあり、ときには昼食を取りながら音楽を聞くこともあるという白澤さん。これも、立体的な世界を感じるためのツールです。

「このオルゴールは音域が広く、奏でるメロディーは、いくつもの音が立体的に重なっています。オルゴールを触ってみると振動しているのがわかりますよね。認知症予防のためのオルゴール療法というのもありますが、音の振動が脳を刺激し、癒し効果が得られます」

オフィスにはフルートとピアノも常備していますが、それも脳の活性化のためにやっているといいます。

「バッハの曲は、多才な音域を持つパイプオルガンで演奏するのを前提につくられているから、音が立体的に構築されています。パイプオルガンより音域の少ないピアノで演奏するのを前提にしているショパンの曲は、それに比べて平面的です。

ハイパフォーマンスをしたいと思ったら、立体的なものを暮らしの中に取り入れていくことです。まず、テレビをやめて玄米を食べるようにすれば、自分がいかに平面的であるかに気づくと思いますよ」

人の持つ本来の感覚や生命力を呼び覚まし、本当の意味での「人生の充実」をはかることが、若さを保つことや、長寿につながっていくのでしょう。

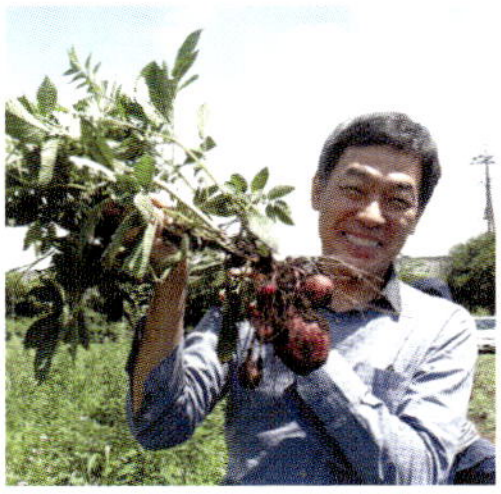

農作業をする白澤さん。「自然農法ファームの土を触ると温かく、土が生きていることを実感できます」

右　研究室の小さなキッチンで調理する白澤さん。
下　有機全粒粉の小麦粉とココナッツシュガー、ケミカルフリーの卵を使った特製シュークリーム。「このシュークリームを食べた人は、他のでは満足できず、もう一度食べたいとぼくのところに戻ってきますよ」

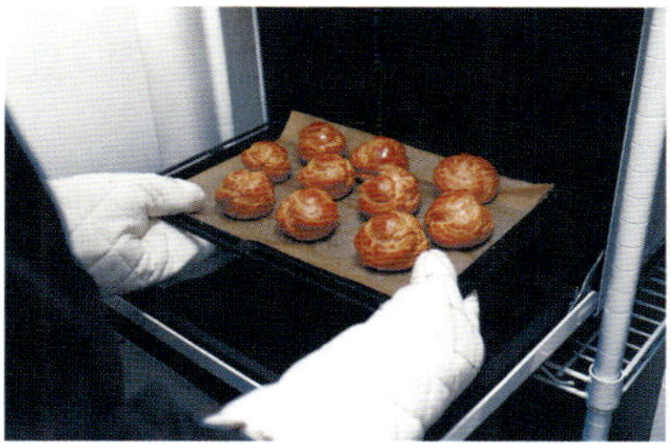

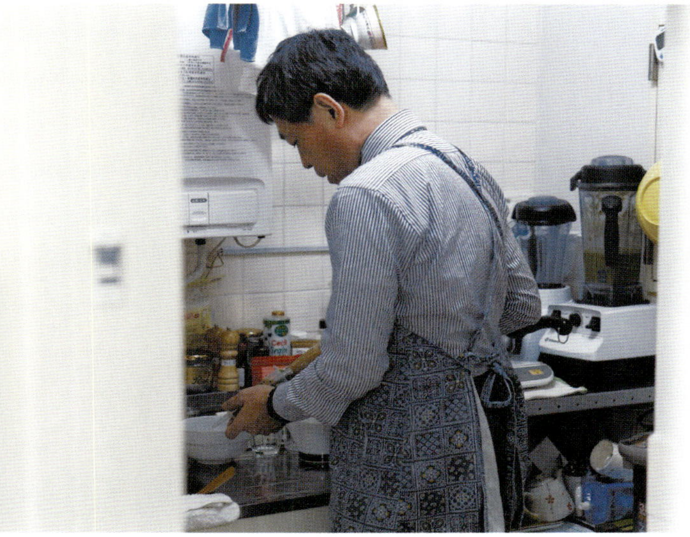

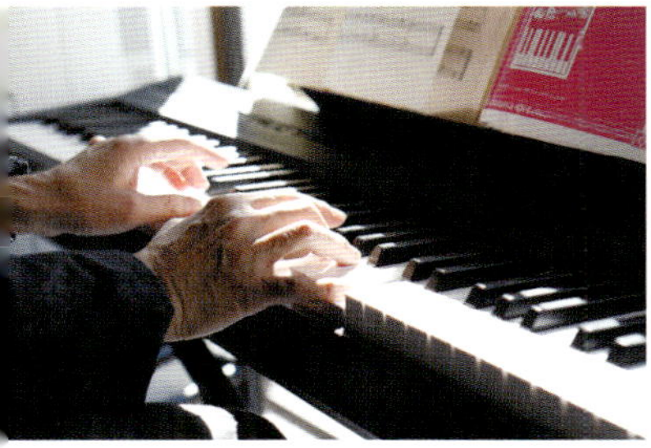

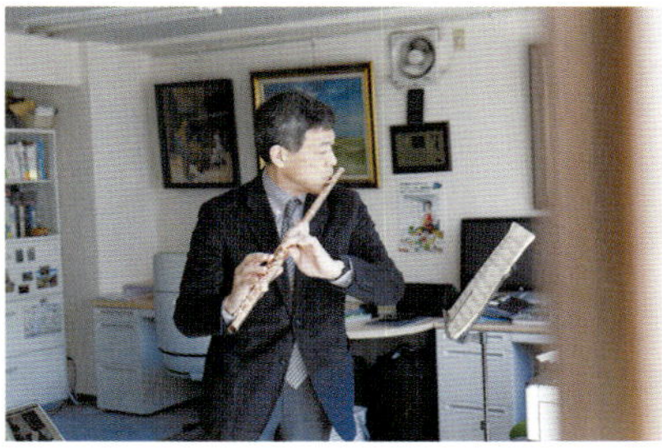

左　フルートは50代から、ピアノは40代からスタート。気が向いたときに演奏しています。
下　スイスオルゴールに耳を傾ける白澤さん。「食べるときの環境も大切です。昼食はこのオルゴールを聞きながらいただくこともあります」

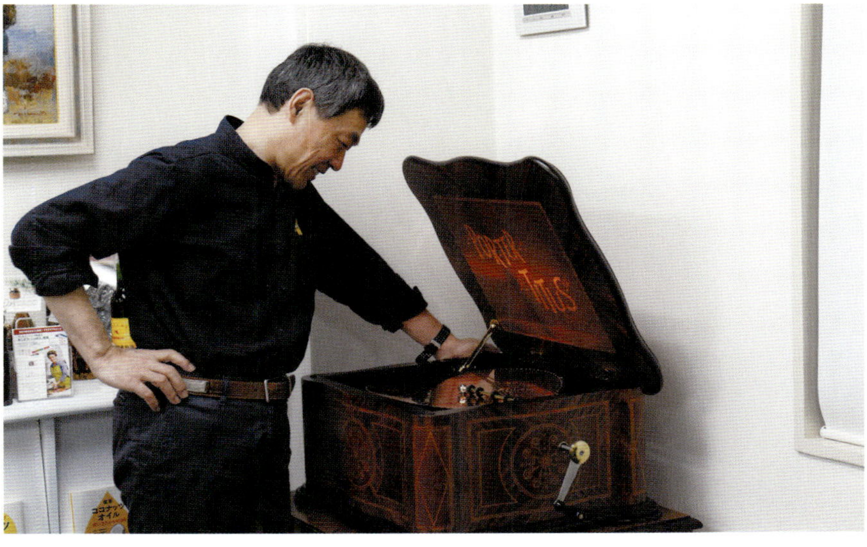

朝は機能的に過ごして、
しっかり動けるからだづくりを！

［ 医師 ］

斎藤糧三さん

医師・斎藤糧三さんの朝は、玄米プロテインと
良質なオイルをたっぷり入れたスムージーではじまります。
その暮らしには、機能性医学に基づく健康づくりの実践があふれていました。

「朝食は抜いちゃダメ。朝食には、体内時計（覚醒と睡眠のリズムを司る）をリセットする効果や、昼食時の血糖上昇を穏やかにするセカンドミール効果があるんです」と斎藤糧三さん。毎朝のスムージーのレシピも、自身の専門である機能性医学に基づいています。機能性医学とは、科学的根拠に基づいて食事内容や生活習慣を改善し、からだを整える医学のことです。

「機能性医学による食生活を実践して7年目ですが、2年目で体重が20キロ落ち、からだも締まりました。妻も一緒にやっていますが、がんこな便秘や生理痛が解消されたようです。

それまで食べていた一般的に〝バランスがいい〟といわれる食事が、実はバランスが悪かったということですね。白米やパンが主食でしたが、糖質過多でタンパク質不足だったんです」

profile／

Ryozo Saito

医師。日本医科大学卒業後、産婦人科医に。現在、日本機能性医学研究所所長、一般社団法人日本ファンクショナルダイエット協会副理事長、ナグモクリニック東京・アンチエイジング外来医長、サーモセルクリニック院長。腸内環境の再生によってアレルギーなどの慢性疾患を根治に導く次世代医療・機能性医学の日本人として初めての認定医。

写真／八幡宏

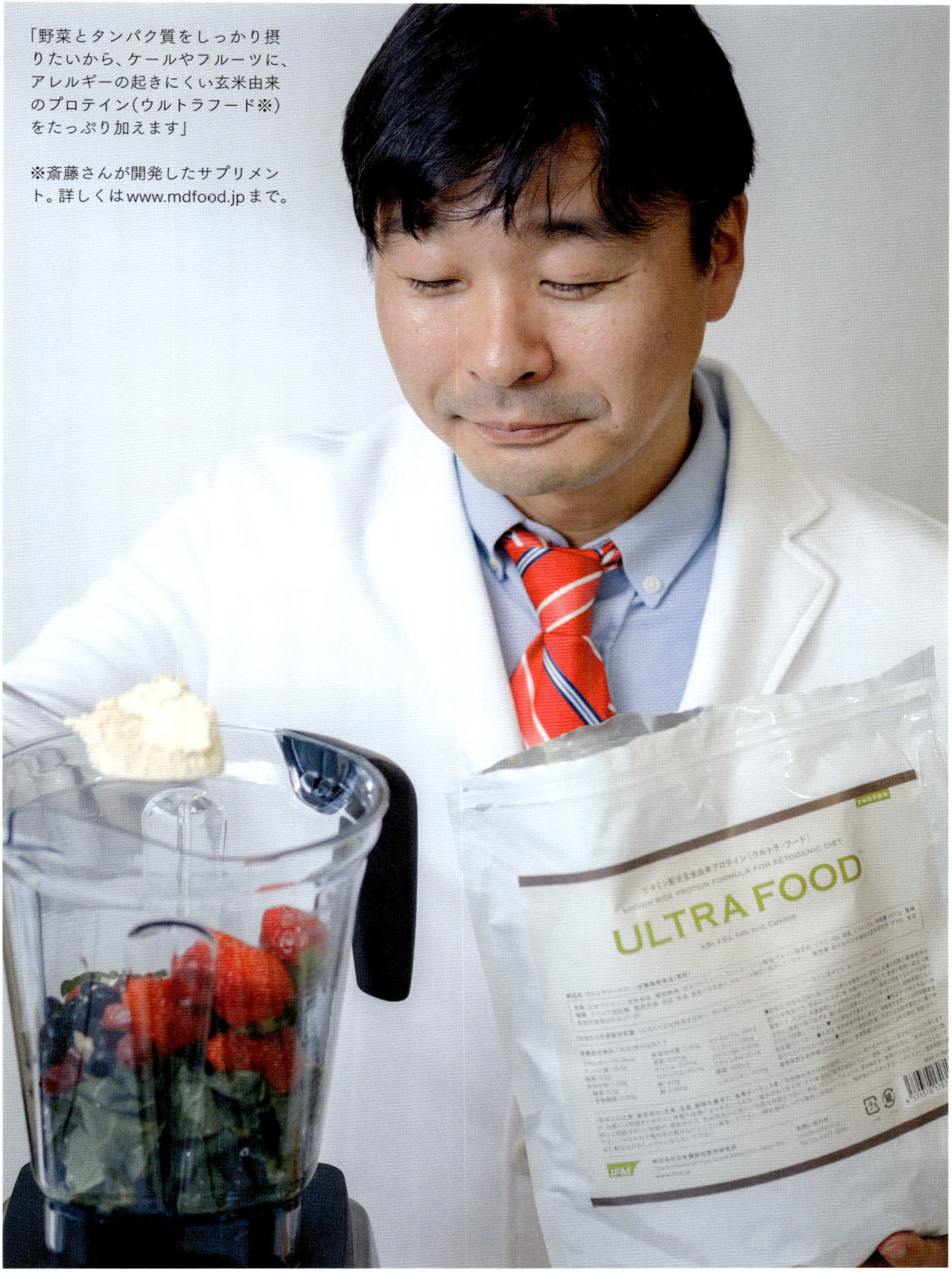

「野菜とタンパク質をしっかり摂りたいから、ケールやフルーツに、アレルギーの起きにくい玄米由来のプロテイン（ウルトラフード※）をたっぷり加えます」

※斎藤さんが開発したサプリメント。詳しくはwww.mdfood.jpまで。

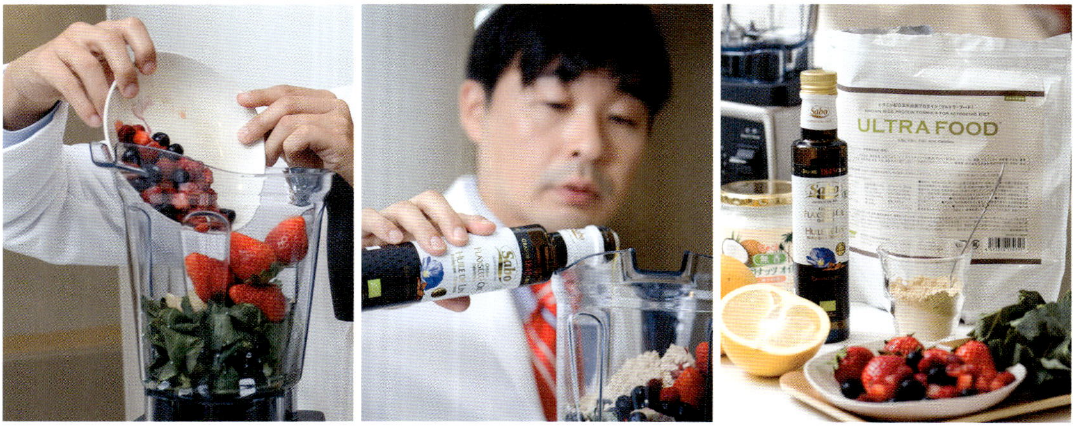

スムージーの材料は、β-カロテンや食物繊維、スルフォラファン、カリウムなどを豊富に含むケール（１枚）、グレープフルーツ（100グラム）、いちごなどのベリー類（70グラム。りんごなどお好みのフルーツでもOK）、ウルトラフード（大さじ1）、氷または水（50グラム）、さらにオメガ３系の亜麻仁オイル、中鎖脂肪酸を含むココナッツオイル。

正しく糖質制限するためには、タンパク質の摂取が欠かせません。成人が1日に摂るべきタンパク質は、およそ60グラム。1食あたり20グラム程度が吸収しやすい分量になります。

「肉や魚からタンパク質を摂るなら、1日あたり最低でも３００グラム程度は食べる必要があるでしょう。タンパク質はからだの基礎をつくる栄養素ですが、今は足りていない人が多くなっています。欠乏すると新陳代謝が悪くなり恒常性を維持できなくなって、早く老けたり、不眠や倦怠感などのあらゆる弊害が出てきます。タンパク質欠乏症になると手足が黄色くなります。せっかく栄養を摂っても、それを必要な場所に運ぶタンパク質がなく、役立てることができないんです。

私が推奨するケトジェニックダイエットは、タンパク質などの栄養素をしっかり摂りながら糖質制限をする食事療法です。これを2、3日続けると、糖質に代わるエネルギー『ケトン体』をつくる回路が活性化し、ごはんやパンなどを過剰に食べたくなる糖質中毒もなくなります。摂った栄養がしっかり身になるから、むくみや頭痛などさまざまな体調不要が解消されます。適正体重に落ち着き、疲れにくく活動的にもなりますよ。

そもそも人類が現代のように大量に糖分を摂るようになったのは農耕の始まった1万年前。それまでの２５０万年は肉食で、獲物が捕れなければ飢餓が続く状態でした。だから人のからだには糖質を脂肪で蓄える機能が備わっているんです。飽食の時代がくるなんてからだは想像していないから、今、糖質過多による健康障害がたくさん出ているのです」

「糖質制限を正しく行うと、からだ本来の機能が働き出します」

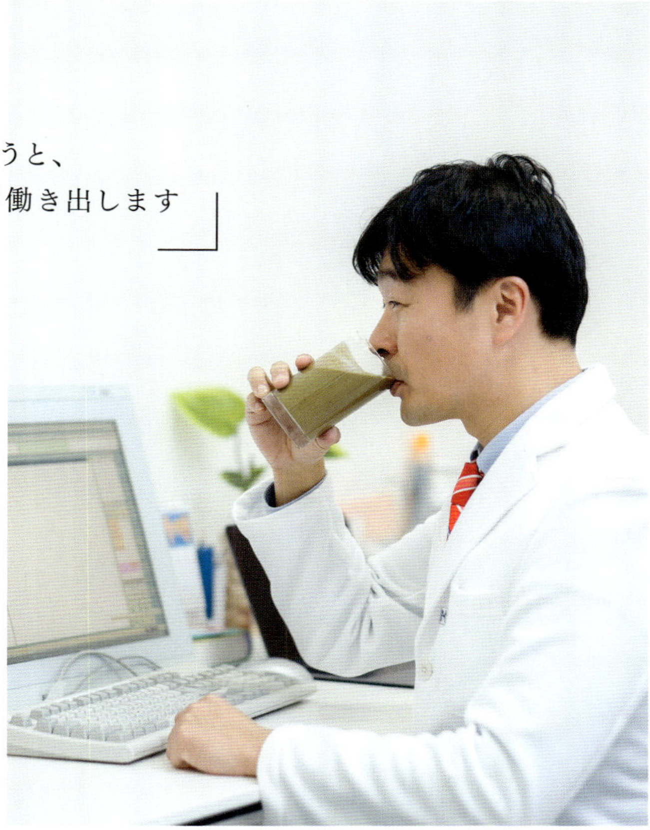

ある一日の過ごし方

7:30	起床、シャワー
7:30	朝食、スムージーを飲む。サプリメントを摂る（水素、メタボQ〈エネルギー代謝を促す〉、ビタミンD）
8:30-9:20	出勤。電車＋30分歩く。クリニックに到着
13:00	昼食（野菜とグリルドチキンのサラダ。ドレッシングの糖分に注意）
18:00	ファンクショナルトレーニング（姿勢矯正を目的としたプログラム）でワークアウト
19:30	夕食（牧草牛のステーキ250〜400g、サラダ＋亜麻仁オイル大さじ1、大麦ごはん半膳、ハイボール、赤ワイン）
20:00	照明を暖色にし照度を下げる。入浴（湯温は39度。肩までつかって15分以上入り深部を温める）。サプリメントを摂る（水素、善玉菌を励ますサプリ〈腸を整えて副交感神経優位に〉、ビタミンB〈睡眠の質を高める〉、カルシウムとマグネシウム、メラトニン）
23:00	就寝（就寝前は字が読めないほどの暗さが体内時計を妨げない）。睡眠は7.5時間が目安（それ以上でも以下でも死亡リスクが上がる）

現代人が陥りがちな栄養欠乏の症状

タンパク質の欠乏症状

- □手が黄色くなる
- □足がむくむ
- □寝ても疲れが取れない
- □肌がくすむ
- □髪にハリがない

タンパク質は、身体を構成するだけでなく、カロテノイドなどのフィトケミカルを運んだり、体内の水分を移動させたり、解毒をしたり、神経伝達物質の原料になったりしています。

マグネシウムの欠乏症状

- □まぶたがケイレンする
- □PMS、偏頭痛がある
- □イライラしやすい
- □肩こりが強い

マグネシウムは、神経や筋肉の緊張を取るために必須の金属で、不足するとそれらは過興奮状態で機能不全になります。タンパク質摂取の際に野菜が不足すると喪失しやすくなります。

「自分のからだを正しく知ることが、いきいきと生きるための第一歩です」

朝は光を浴びるために、通勤時に30分歩いています。

「朝の光で体内時計が正常に機能し、自律神経の働きも整います。『ケトン体』をつくれるからだに切り替われば、睡眠の質も変わります。短時間でより深い睡眠が得られ、すっきり目覚められるんです。太陽の光を浴びると、ビタミンＤが合成され、花粉症なども改善します」

生活習慣が健康に大きな影響を与えることは、科学的にも実証されています。

「前立腺がんの患者さんに、瞑想・運動・地中海食（栄養バランスのよい食事）を３ヶ月実践してもらい、その前後細胞を調べたら、がんに関する遺伝子の５０１のスイッチががんを防げるように変化しました。これは食や運動、精神のメンテナンスによって、がんが防げる証拠です」

健康管理には、「正しい現状把握も必要」と斎藤さん。健康とは本来、いきいきと積極的に動ける状態のこと。しかし、いきいきと動けなくても「体質的に私の健康はこの程度」とか「病気ではないから健康だ」と、不健康な状態を健康と勘違いしていることも多いといいます。

「たとえばアレルギー体質でも、あきらめずに原因を検査できっちり調べて現状を知ることが大切です。原因がわかれば、改善策は必ずあるはずです。症状を感じなくても、アレルギーの場合もあります。まずは検査結果に従って機能性医学などで生活を改善してみると、本来の健康とはどんな状態なのかを体感でき、それまでいかに不健康だったかが理解できるでしょう」

既成概念を一度取り払い、自分のからだを正しく知ろうとすることが、健康への第一歩となるのです。

「冷え」は万病のもと。温める習慣にシフトしよう！

斎藤さんが院長を務める「サーモセルクリニック」では、温熱療法によって体温を上げることで、がん患者やトップアスリートの体調管理をサポートしています。

「人の深部体温は通常37度で、それを２度上昇させると劇的に自律神経が整い、がんなどの病気が棲みにくいからだに変化します。

そもそも、冷え症にならない生活習慣が重要です。体温は血管の収縮によって制御されていますが、冷え性は血管が縮まり、血液の通り道が狭くなっている状態です。糖質を摂ると血管は縮まりますが、冷え症の改善には糖質のコントロール、熱を産生するタンパク質や脂質の摂取、そして運動をして熱をつくることも必要です」

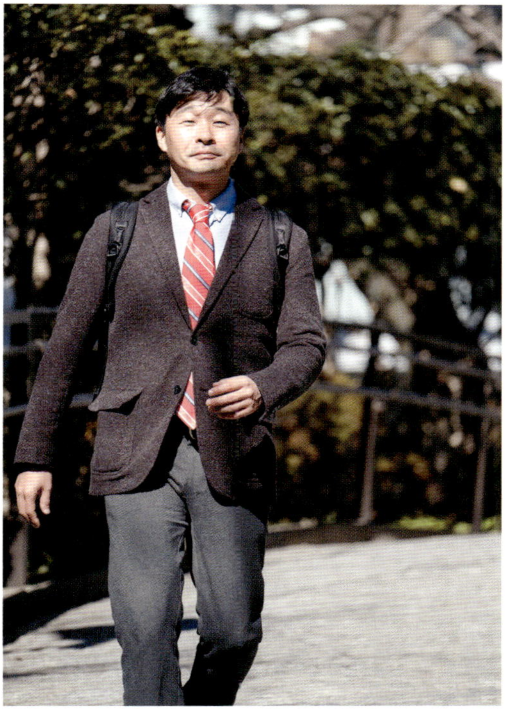

「朝の光を浴びると、体内時計が整います。朝食後の運動は、血糖値上昇を抑えるのにも役立ちます」

ストレス解消法は、趣味のモータースポーツ。体力的にもハードなスポーツですが、機能性医学によって整えられたからだは、疲れ知らず！

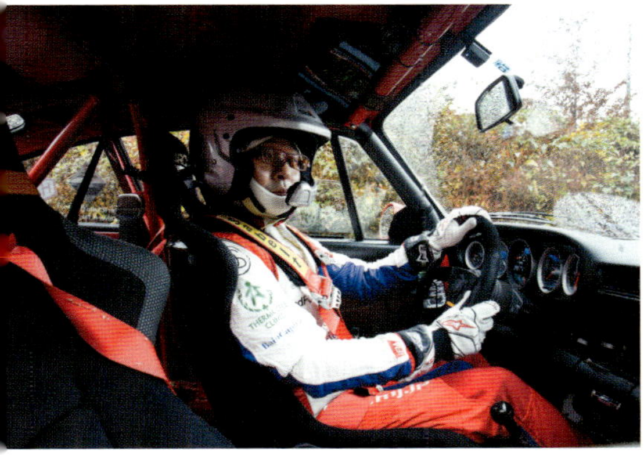

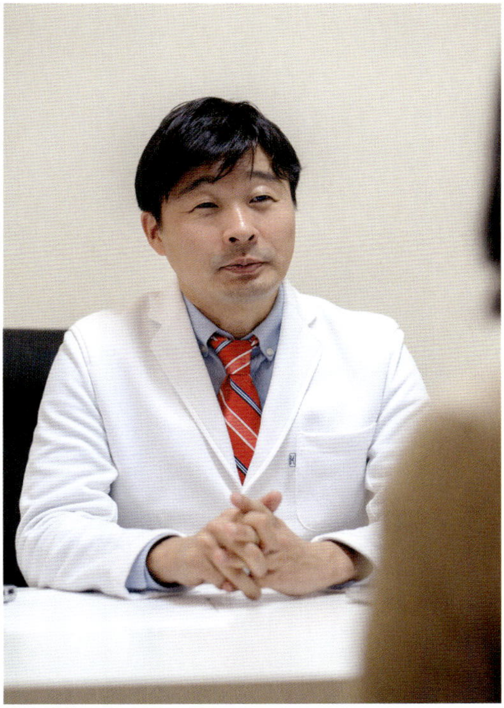

「仕事中には水か炭酸水、アイスコーヒー（１杯）を飲みます。コーヒーにはがん予防効果も」

からだの深部温度を上げる全身温熱療法「ソアラαシステム」を試す斎藤さん。直腸で体温を測りながら、温水を使って確実に体温を上げていきます。

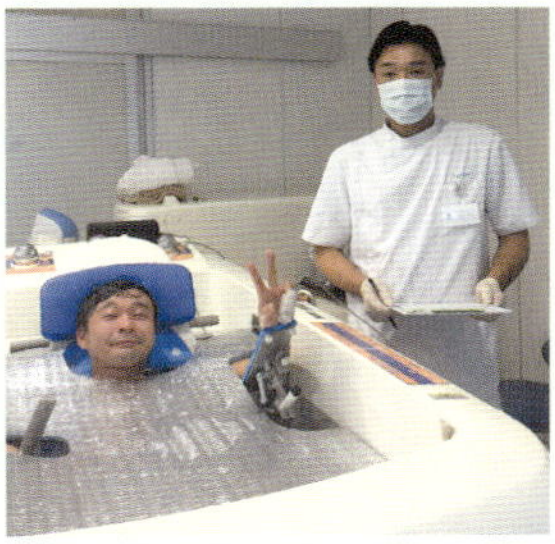

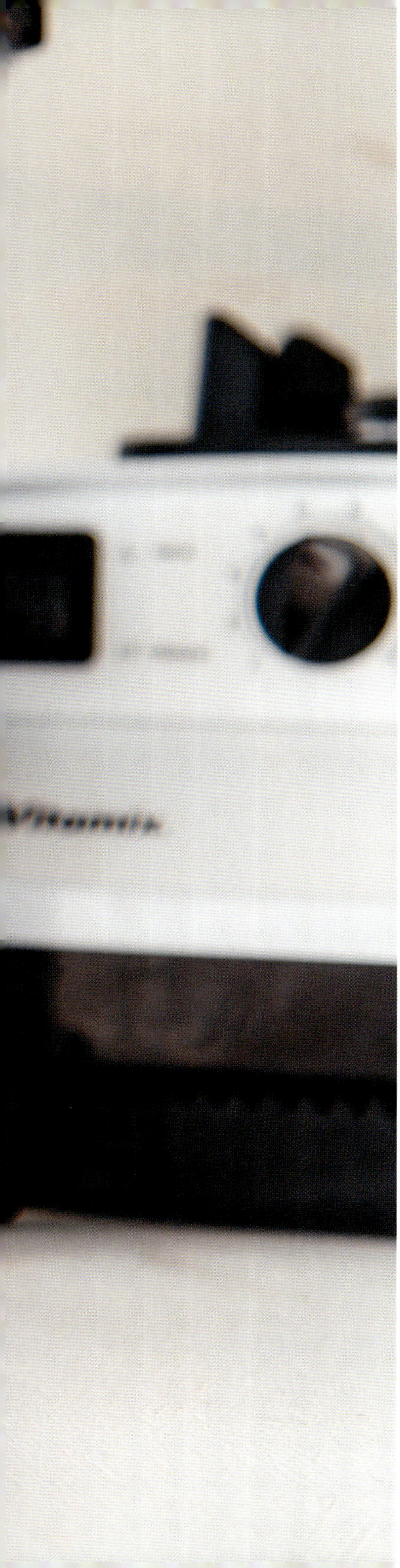

若さを保つ！アンチエイジング・レシピ

抗酸化作用や腸を整えるパワーのある野菜を食べて、
朝から、からだをいきいき整えましょう！
「おいしい！」と食事を楽しむことも大切です。

レシピ考案／岩﨑貴子（vitamix公認インストラクター）　写真／宗野歩

ベリーのソーダ甘酒

食欲のない日の朝は、見た目もさわやかな麹の甘酒ソーダですっきりビタミン、栄養をチャージ！

材料（2人分）

甘酒……100g
ワイルドストロベリー（Vita Food）……100g
炭酸水……100ml

つくり方

① バイタミックス（ウエットコンテナ）に甘酒とワイルドストロベリーを入れ、スピードダイヤルを1～10まで徐々に上げ、運転モードをHIGHに切り替えたら約45秒～1分撹拌します。

② ①をグラスに注ぎ、その上にやさしく炭酸水を注いで2層にします。

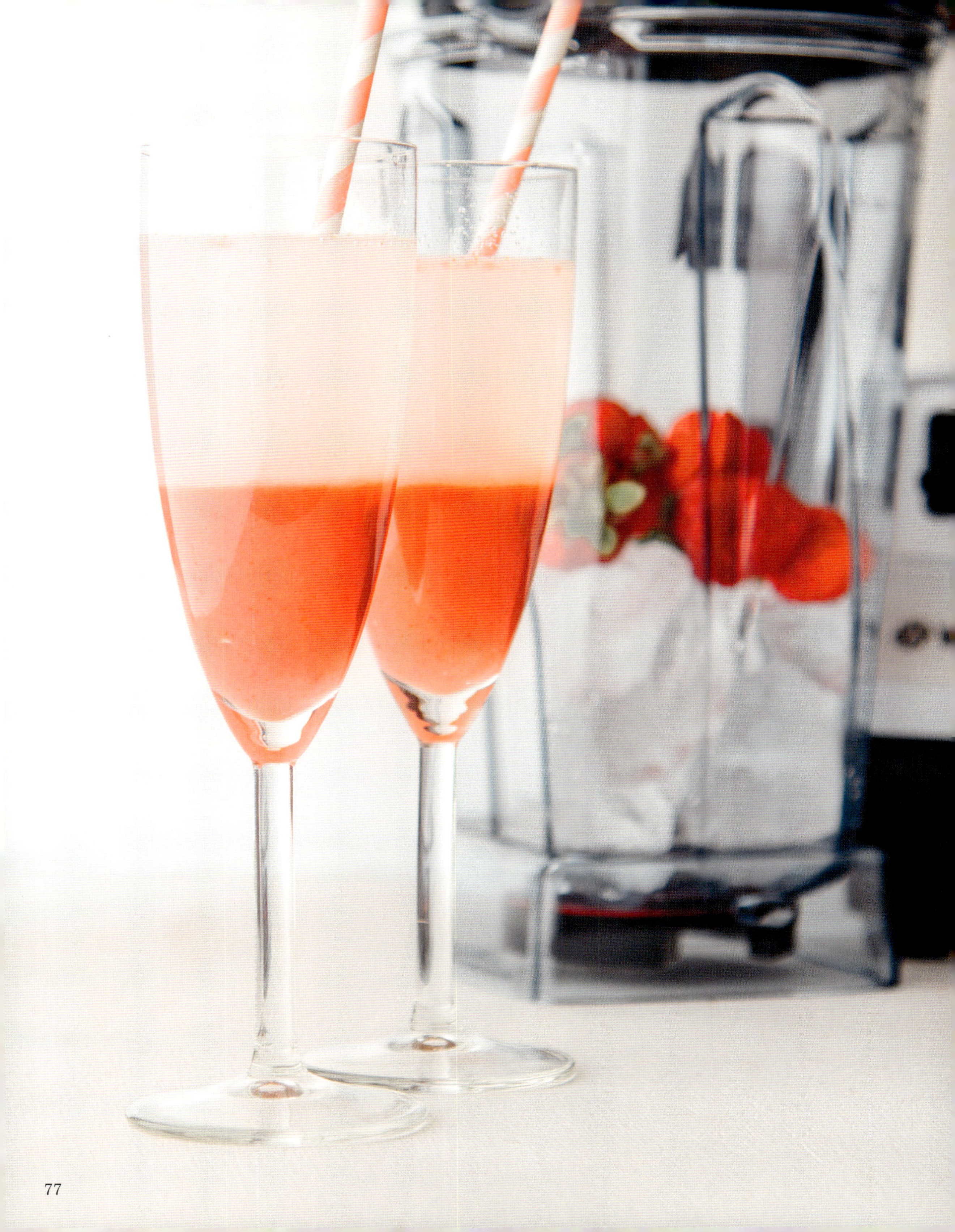

ケールの王様スムージー

ケールは緑黄色野菜の王様。β-カロテンやビタミンC、カルシウム、
食物繊維を豊富に含みます。グレープフルーツをプラスして代謝もアップ！

材料（2人分）

グレープフルーツ……200g
りんご……140g
ケール……１枚
氷、または水……100g（100ml）
ウルトラフード（※71ページ参照）
……大さじ1

つくり方

① グレープフルーツ、りんご、ケール、氷（水）、ウルトラフードの順にバイタミックス（ウエットコンテナ）に食材を入れます。

② スピードダイヤルを１～10まで徐々に上げ、運転モードをHIGHに切り替え約1分撹拌して、できあがり。

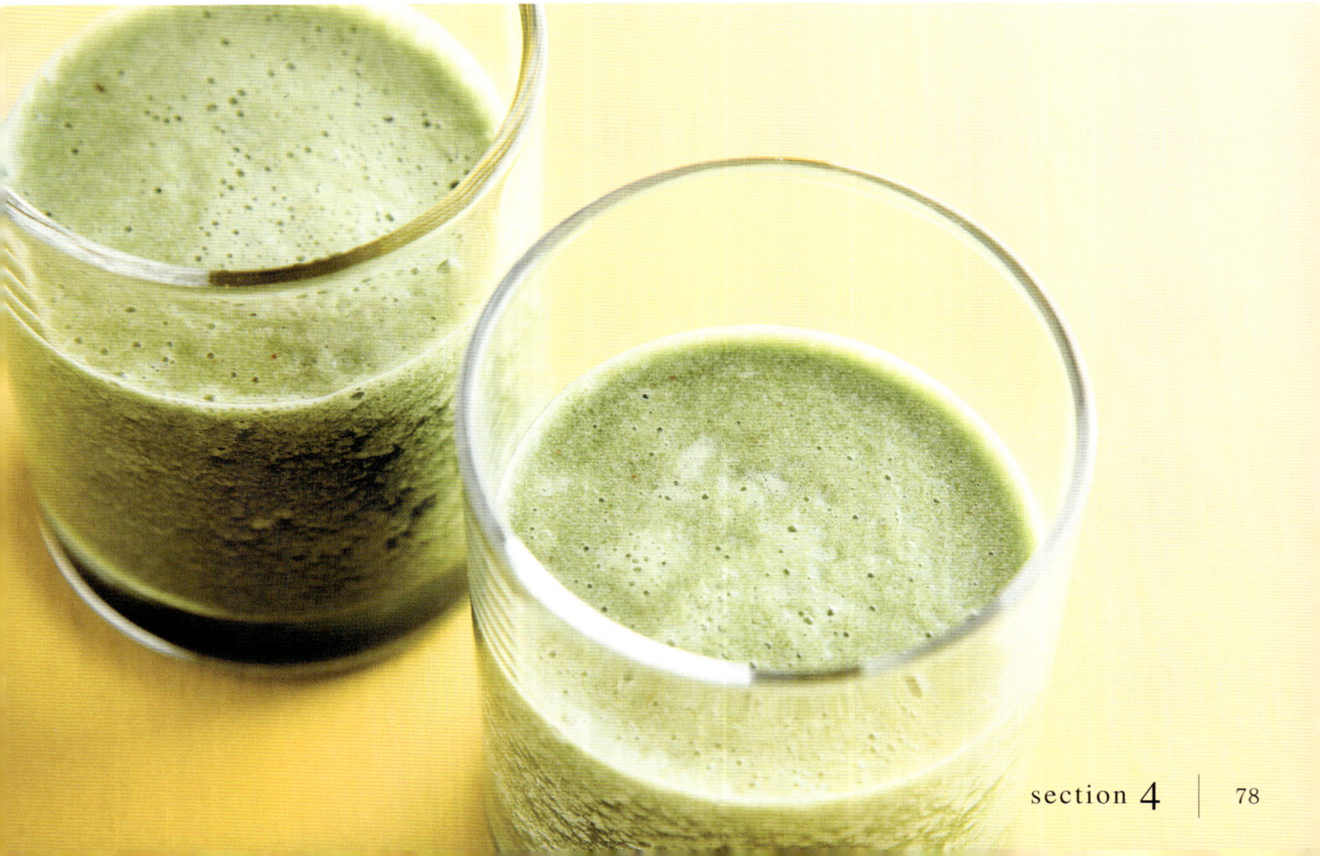

楊貴妃のにんじんスムージー

にんじんのスムージーにクコの実をプラス。クコの実は栄養価が高く
「不老不死の実」と呼ばれ、楊貴妃が美容のために食べていたといわれています。

材料（2人分）

オレンジ……200g
りんご……100g
にんじん……100g
クコの実……10粒
氷、または水……50g（50ml）

つくり方

① オレンジ、りんご、にんじん、クコの実、氷（または、水）の順にバイタミックス（ウエットコンテナ）に食材を入れます。

② スピードダイヤルを1～10まで徐々に上げ、運転モードをHIGHに切り替え約1分撹拌して、できあがり。

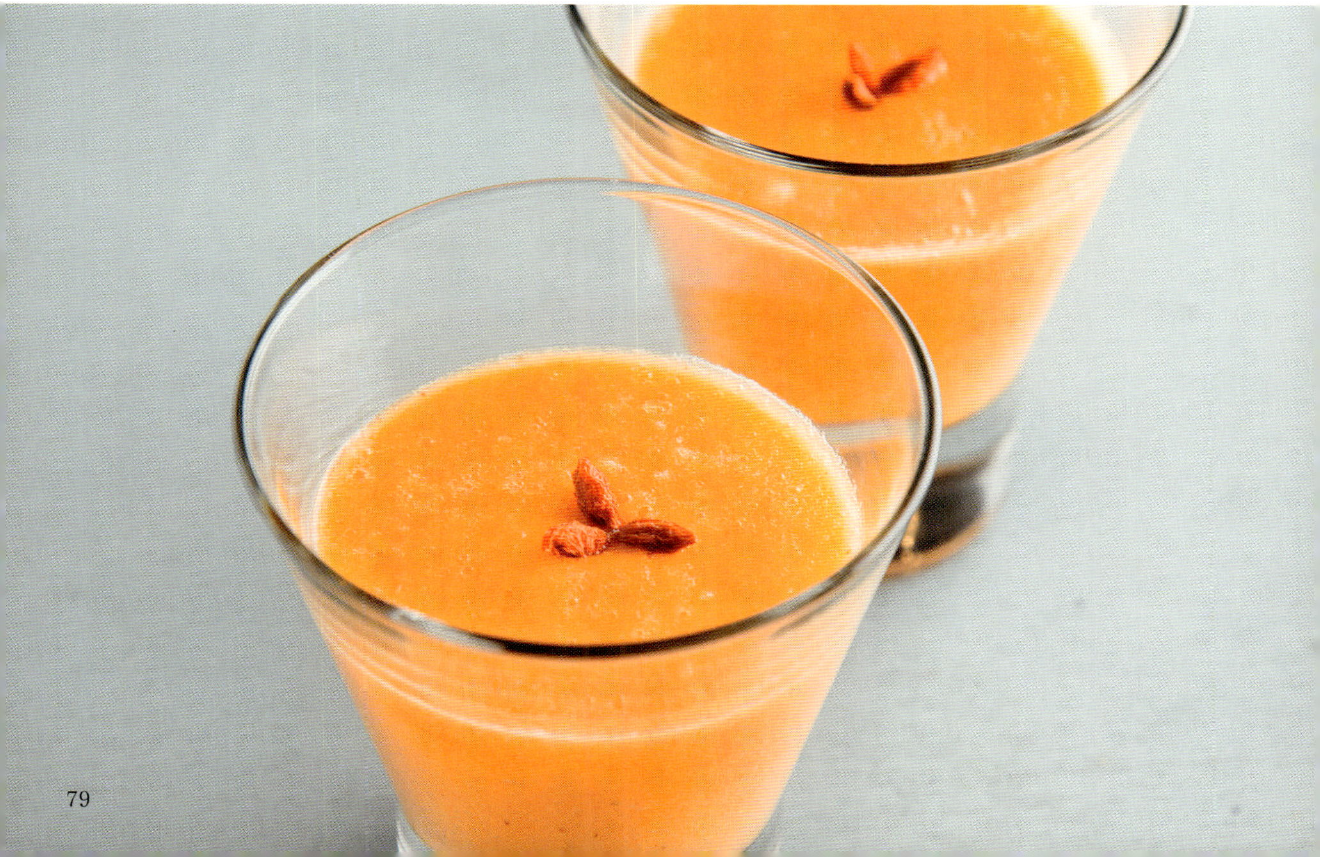

お手軽とろろ汁

朝食にぴったりな、山芋のとろろ汁に、鯖の缶詰をプラスしてつくる
滋栄強壮レシピ。疲れ知らずにアクティブに動ける一日を！

材料（2人分）

山芋……200g
鯖の水煮缶……1缶
だし汁……100ml
味噌……大さじ2と1/2
薬味……青ネギ、刻みのりなどお好みで。

つくり方

① バイタミックス（ウエットコンテナ）に薬味以外の材料を入れてフタをしっかり閉めます。

② フタの透明キャップのみを外してタンパーをセットし、スピードダイヤルを1〜8まで徐々に上げながら撹拌します。

③ 材料がよくなじんだら、一瞬スピードダイヤルを10に上げて、できあがり。

なめ茸おろし

大根おろしには、消化を助ける働きのあるジアスターゼがたっぷり！
食物繊維が豊富に含まれるなめ茸と和えて、さっぱりと食べる一品です。

材料（2〜3人分）

きゅうり……１本
大根……200ｇ
塩麹……小さじ1/2・大さじ１
酢……大さじ１
なめ茸……大さじ１

つくり方

① きゅうりを千切りにし、塩麹小さじ1/2をからめておく。

② 乱切りにした大根、塩麹、酢をバイタミックス（ウエットコンテナ）に入れてフタをしっかり閉めます。

③ フタの透明キャップのみを外してタンパーをセットし、スピードダイヤルを1〜8まで徐々に上げてかたまりがなくなるまで撹拌します。

④ ③に、なめ茸と、①のきゅうりを軽く絞って入れ、和えたら完成。

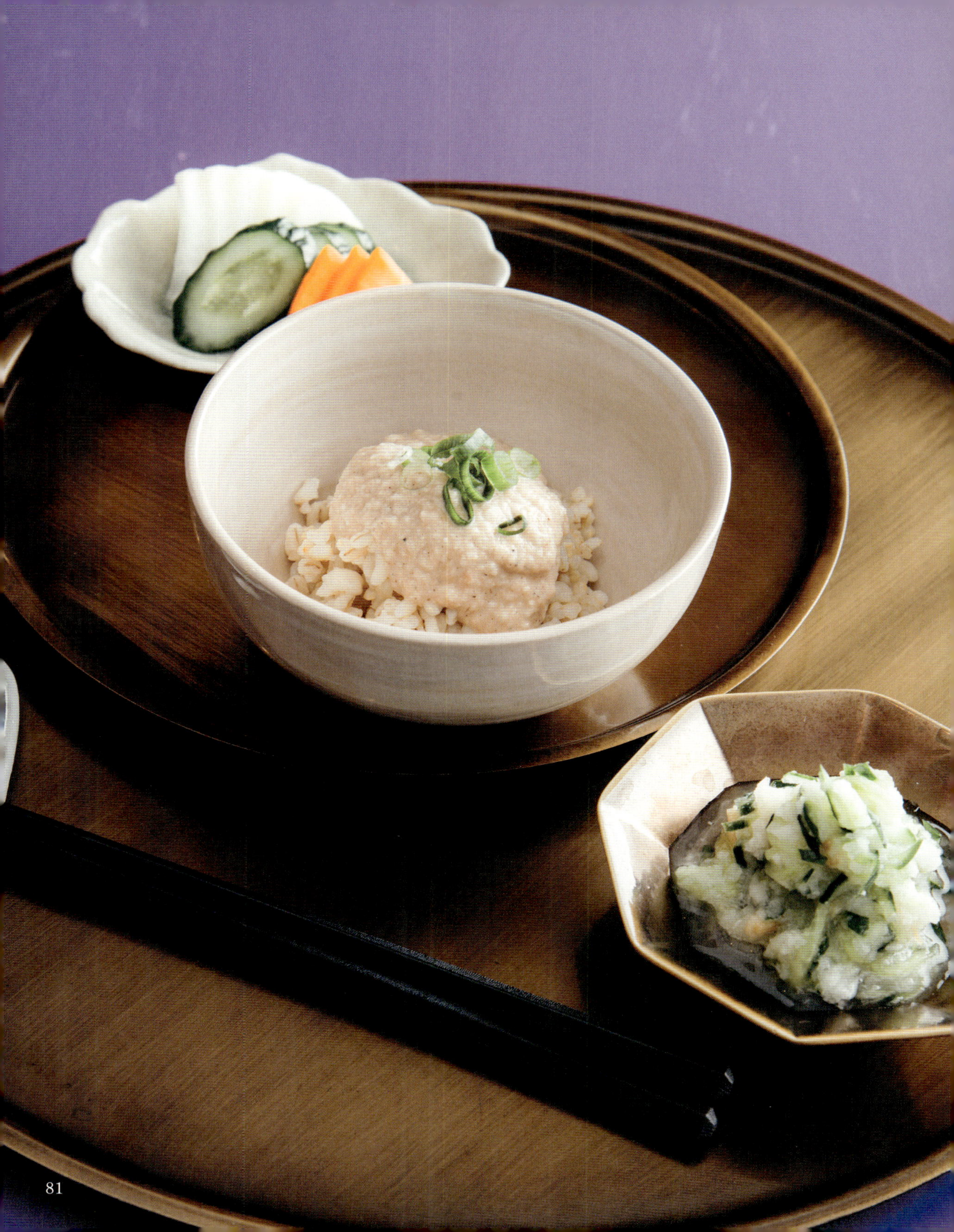

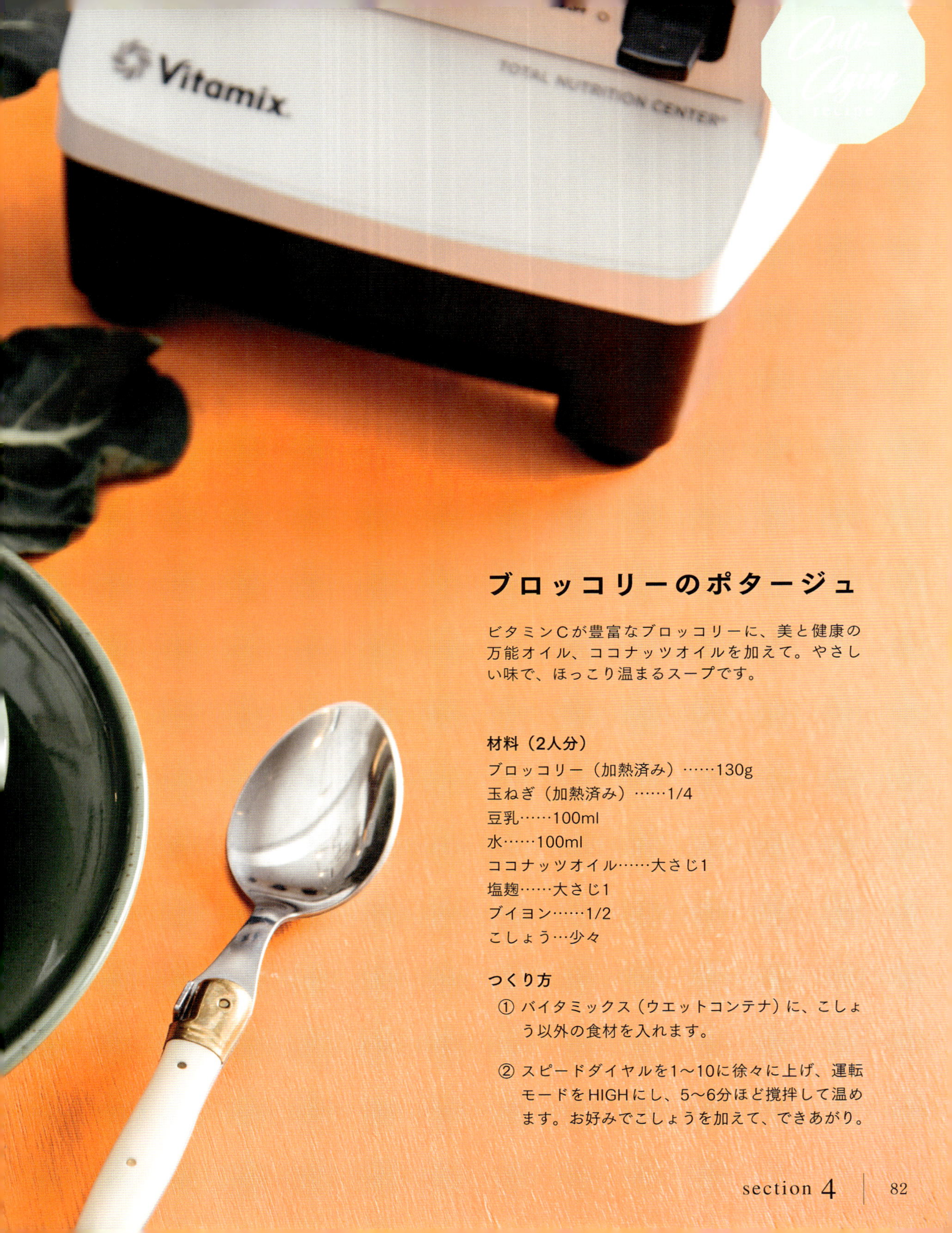

ブロッコリーのポタージュ

ビタミンCが豊富なブロッコリーに、美と健康の万能オイル、ココナッツオイルを加えて。やさしい味で、ほっこり温まるスープです。

材料（2人分）

ブロッコリー（加熱済み）……130g
玉ねぎ（加熱済み）……1/4
豆乳……100ml
水……100ml
ココナッツオイル……大さじ1
塩麹……大さじ1
ブイヨン……1/2
こしょう…少々

つくり方

① バイタミックス（ウエットコンテナ）に、こしょう以外の食材を入れます。

② スピードダイヤルを1〜10に徐々に上げ、運転モードをHIGHにし、5〜6分ほど撹拌して温めます。お好みでこしょうを加えて、できあがり。

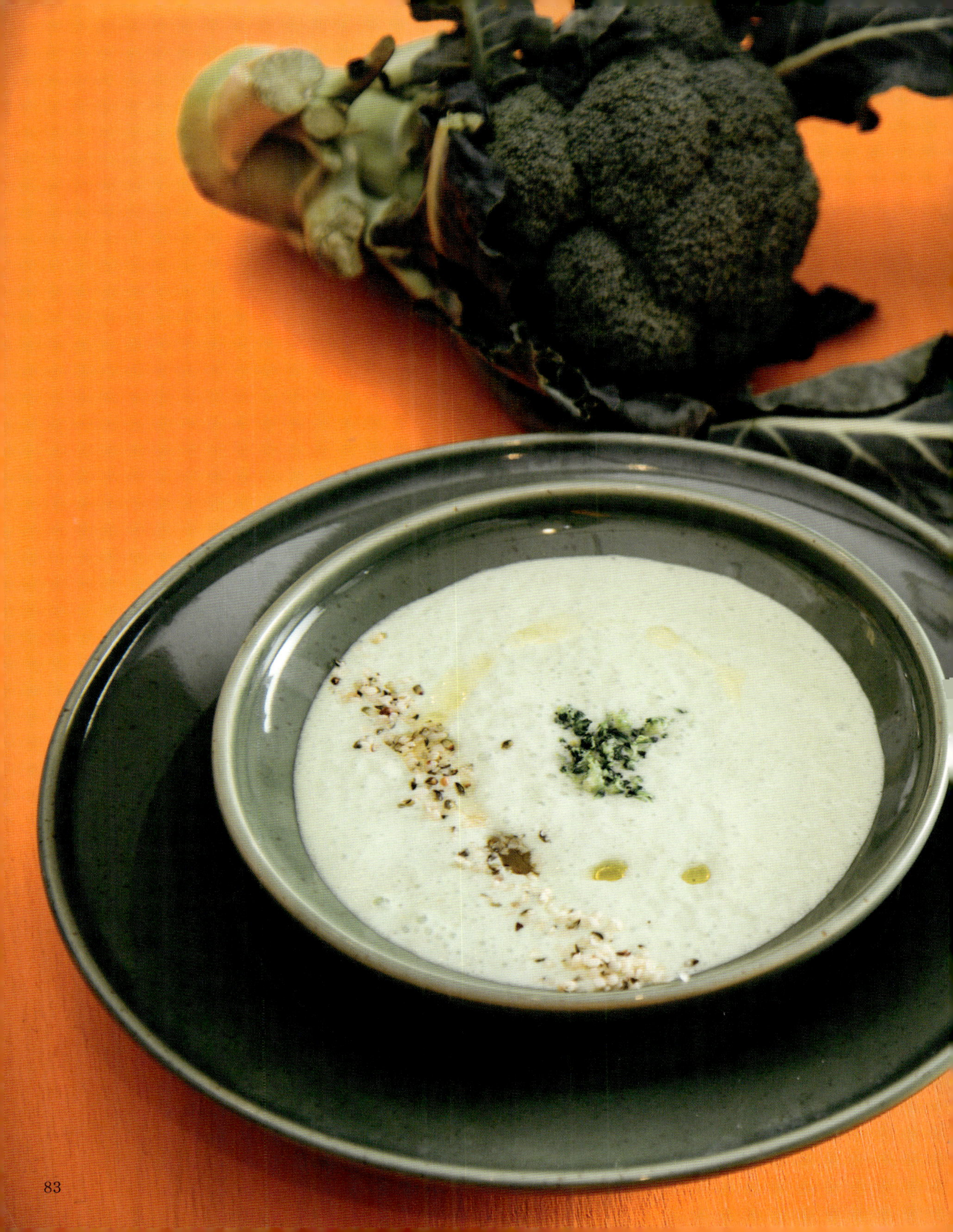

ワイルドストロベリーのドレッシング

ビタミンCや鉄分が豊富なワイルドストロベリーを使った
フルーツ・ドレッシング。ベリーの香りと色みが、サラダを彩ってくれます。

材料（100ml）

ワイルドストロベリー（または、いちご）……50g
りんご……50g
オリーブオイル……大さじ2
りんご酢……大さじ2
豆乳……大さじ1
塩、こしょう……適量

つくり方

① 材料をバイタミックス（ウエットコンテナ）に入れます。

② スピードダイヤルを1〜10まで徐々に上げ、運転モードをHIGHに切り替えたら約30秒ほど撹拌します。

③ 塩、こしょうで味をととのえたら完成。

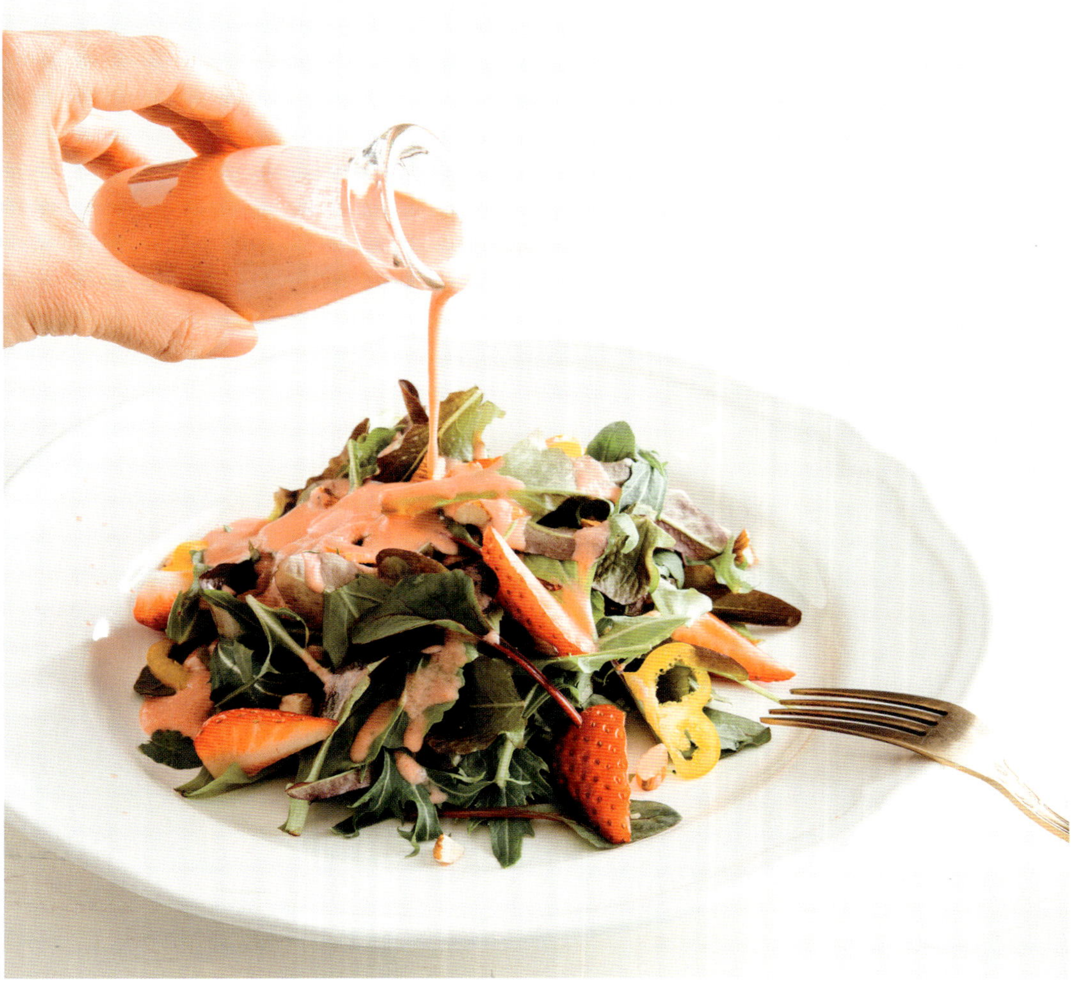

section 5

Nutrition

からだを内側から整え、美肌をつくる！

「食」で内臓が整うと肌が美しくなり、気持ちも整ってきます。
気持ちが整えば内臓にもよい影響が。美肌のための「食」は、よい循環も生み出します。

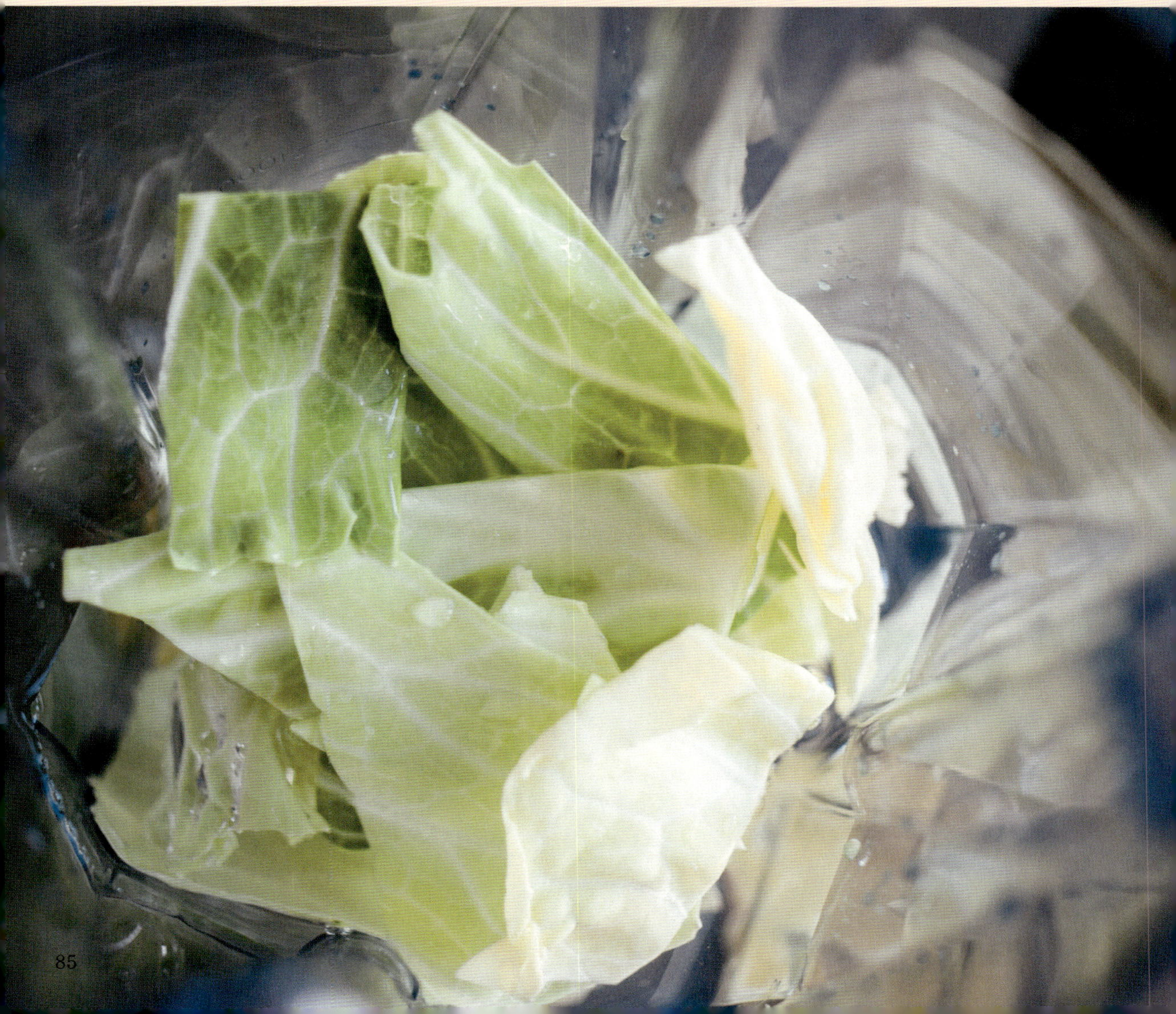

section 5

菜食でアトピー肌が改善！
自身の経験を広く伝えたい

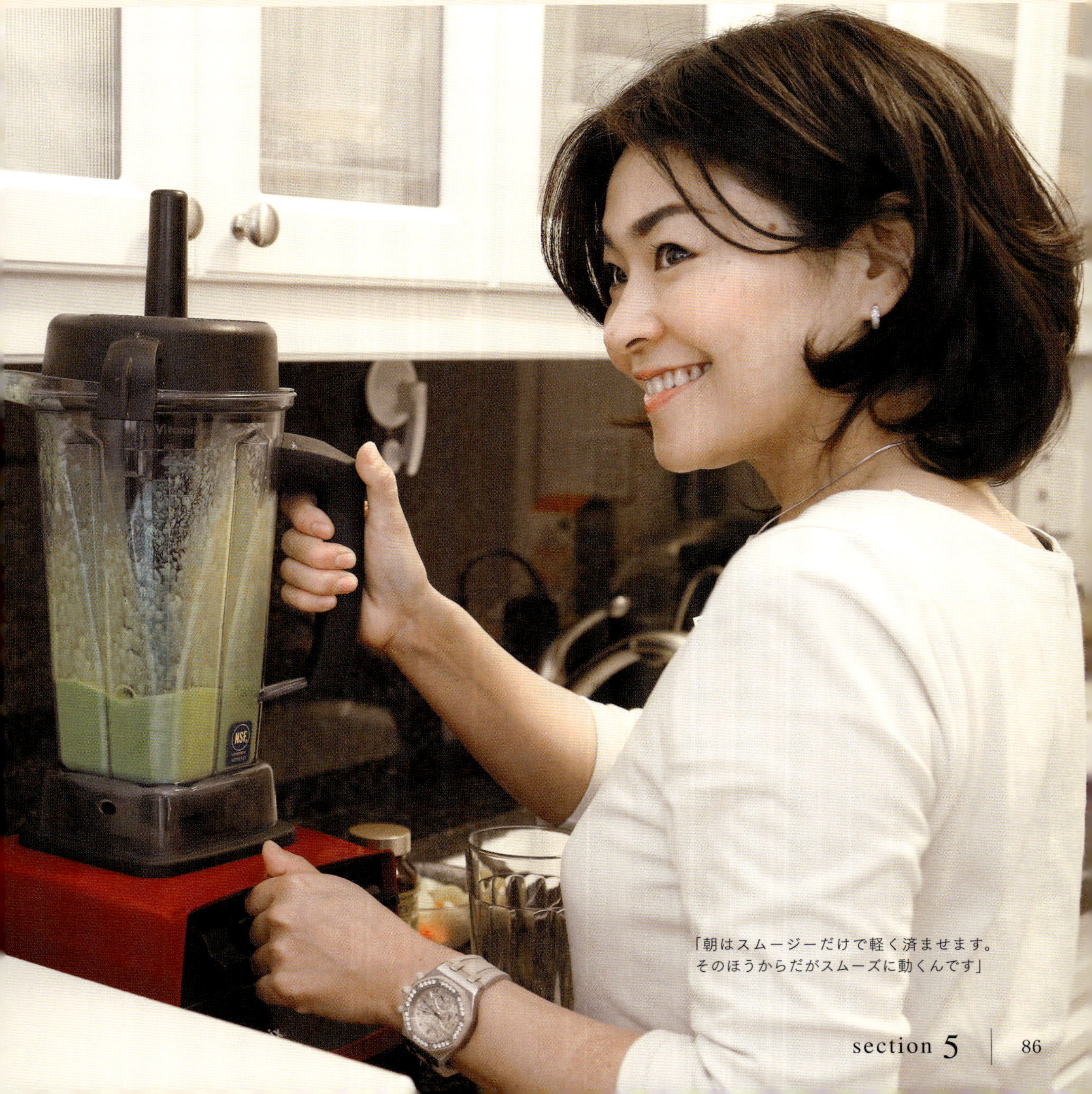

「朝はスムージーだけで軽く済ませます。
そのほうがからだがスムーズに動くんです」

［ ベジタリアン料理研究家 ］

いとうゆきさん

いとうゆきさんが「食」の大切さにめざめたのは、
アトピー性皮膚炎の発症がきっかけでした。
菜食の食事療法によって克服したあとは、健康的な食生活を広く伝えています。

いとうゆきさんがアトピー性皮膚炎を発症したのは30歳のとき。のんびりと仕事をしていたタイから帰国して満員電車に揺られる生活へと変化し、プライベートでも忙しい時期でした。

「アトピーの症状は、病院から処方された薬では一向に治らず、日を追うごとに悪化したため、民間療法をいろいろと試して食事療法に行き着きました」

まずはじめは、御茶ノ水クリニックの森下療法を実践。森下療法では病気の種類や症状によって食事制限を行いました。

「私の場合は症状がひどく、食べられるのは、玄米雑穀ごはん、具なしの味噌汁、青菜のお浸し、たくあんのみ。これで治るのだ！という期待から不思議とつらくなく、それどころかひと口ひと口しっかりかんで食べる玄米雑穀ごはんがとてもおいしく感じられました。食事療法の結果、体調が大幅に改善。このとき、からだの細胞の一つ

profile／Yuki Ito

日本リビングフード協会代表。シェフ。ベジタリアン料理研究家。闘病をきっかけに食への関心を高め、国内外の専門学校でマクロビオティックやリビングフード、グルテンフリーダイエットなどの健康食を幅広く学ぶ。ニューヨーク在住。健康的な食事とライフスタイルの普及に努める。著書に『スーパーフード便利帳』（二見書房）など多数。

写真／Nobuyuki Narita

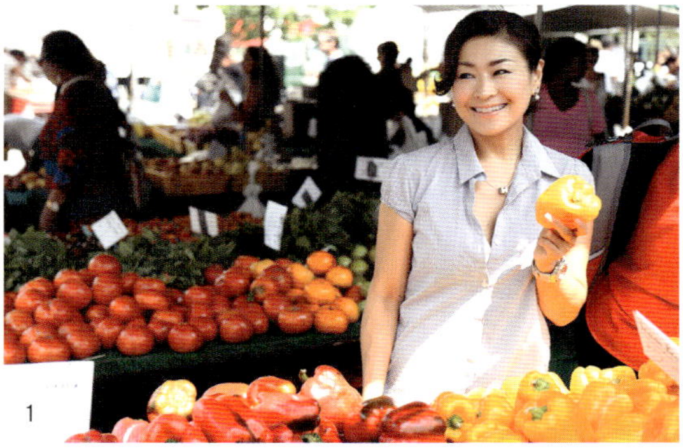

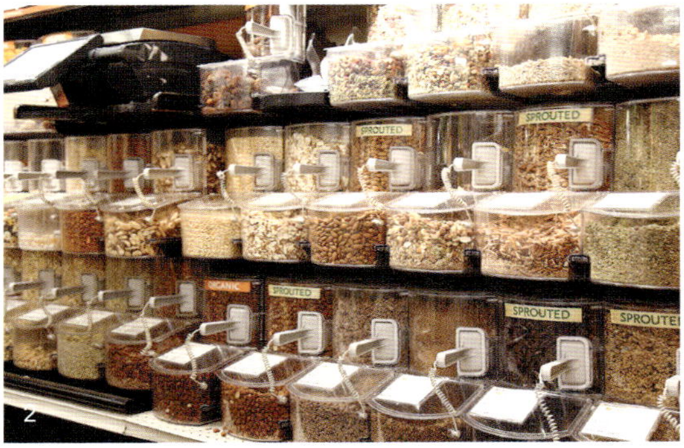

1　ニューヨークでは近隣の州の農家がフレッシュな食材を販売する、グリーンマーケットが頻繁に開催されています。
2　ニューヨークのスーパーマーケットではナッツの種類も多く、量り売りをしています。ナッツはリビングフードでもタンパク質源として重要な食材です。

ひとつは食べたものでできていると実感し、菜食主義になりました」

その後、菜食料理のレパートリーを増やすためにマクロビオティックの勉強を開始。菜食を続けるほどに、味覚が敏感になっていったといいます。

「五感が鋭くなり、自然から多くのインスピレーションを得られるようにもなりました。聴く音楽、観るアートも以前よりもからだにすーっと染み込むように感じられました。勘が冴え、何かを選択する場面でもよいものをつかめることが多くなった気がしますね。人生は選択の連続なので、ありがたい変化です」

しかしマクロビオティックを続けて3年、再びアトピーに襲われ、3ヶ月の入院で断食と食事療法を行い、からだをリセット。

「なぜ再発してしまったのか、いろいろ調べて思い当たったのは、マクロビオティックの実践で加熱食が多くなり、酵素が減っていたのではないかということ。折しもアメリカでは酵素の摂取を主な目的とした生菜食がブームになっていたので、渡米して生菜食料理のリビングフードを勉強し、実践しました。すると体調はさらによくなり、生の野菜や果物、発酵食品を摂る重要性をからだで感じました」

学びを深めるうち、食と心の関連性に気づいたといとうさん。

「たとえば砂糖を摂ると血糖値が上がり気分がハイになるなど、Ｆｏｏｄ（食べ物）とＭｏｏｄ（気分）もつながっています。気分にムラがあるときは、私は食事を見直します。思考を前向きにするには、リビングフードで推奨しているファスティングもオススメです。からだがクリーンになると頭と心もスッキリしますよ」

ある一日の過ごし方

6:30	起床
7:00-8:30	秋～冬はピラティス、春～夏はテニスを50分ほど。その後シャワー（最後に冷水シャワーで交感神経を刺激）
8:30-10:00	スムージーを飲みながらメールチェック、仕事の準備、掃除
10:00-11:30	グリーンマーケットやオーガニックストアで買い物
12:00-15:00	レシピ試作、撮影、昼食
15:00-16:00	リサーチ、レシピ考案、執筆などPCワーク
16:00-18:00	夕食の支度をしながら読書
18:00-19:00	夕食、片付け
19:00-20:00	散歩、カフェでお茶
20:00-20:30	お風呂
21:00-22:30	読書やビデオ鑑賞、スカイプで日本との打ち合わせ
23:00	就寝

「『食』を変えたら感覚が鋭くなり、よいものを選び取る力も身につきました」

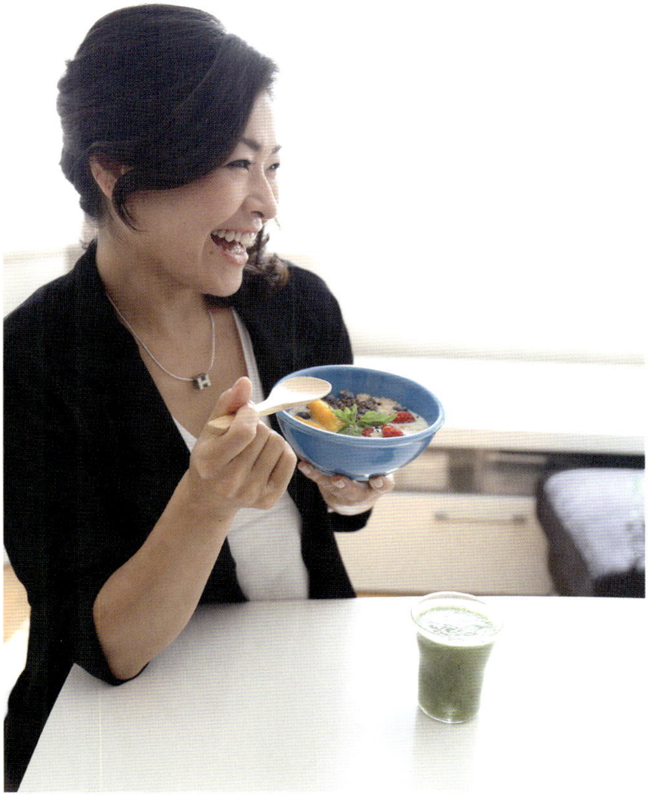

キャベツと水でつくる発酵ジュース「リジュベラック」

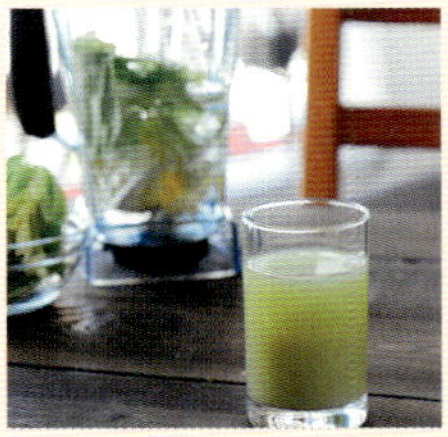

「リジュベラック」で３日間程度ファスティングするとすっきりします。ファスティング中は、水分をしっかり摂ると空腹感がまぎれます。貧血のようにフラフラしたら、良質の塩を少量なめるのがポイント。

材料

キャベツ1/2個（ざく切りにしておく）
水900ml

① キャベツと水をバイタミックスに入れて攪拌します。
② ①をガラス容器に移し、ラップをかぶせて常温で3日間置いて発酵させます。
③ ②をガーゼで漉した液体をガラス容器に入れ、冷蔵庫で保存。3日程度で飲み切ります。

栄養を全身にめぐらせるためには、運動も欠かせません

いとうさんは病気をきっかけに、運動も定期的にしっかり行うようになりました。

「森下療法のときはウオーキング、リビングフードのときはヨガをやっていました。今はピラティスとテニスをしています。質のよい食事をしたら、それを血液にのせて全身をめぐらせるために運動は欠かせません。

私にとってアトピーの発症は、人生の大きな転機になりました。起業をしたのも、アトピーで苦しんでいる人に健康を取り戻す方法を伝えたいと思ったからです。病気をしなければ食の大切さに気づかず、自堕落な生活を送って、より深刻な病気にかかっていたかもしれません。

たとえ病気でなくても、ジャンクフードでつくられたからだより、新鮮な野菜や果物でつくられたからだのほうが魅力的ではないでしょうか。健康な方でも、いつまでも元気で美しくいるために、食と向き合うのは重要なことだと思います」

現在は、食の情報が集まるニューヨークを拠点に、健康食を追究し続けています。

「最近は食材自体のもつパワーにひかれています。日本ではローカーボ（低糖質）やケトジェニック（※1）が注目されていますが、ニューヨークでも炭水化物を控える動きがあり、それと並行して食材の質が問われるように。たとえば低糖質の代表であるパレオ食（※2）は調味料をほとんど使わずシンプルに調理するため、食材そのものの味が命です。今後は食材をいかに育てて味や栄養を高めるかがより重要になってくると思います。

これからも自分でよいと実感したものを広く発信していきたい。そして死ぬ直前まで元気に活動することが、私の目標です」

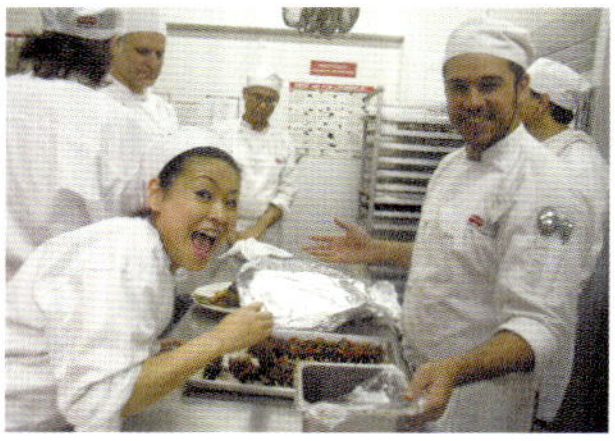

ローフード専門学校時代（アメリカ）。「生食漬けを1ヶ月間続けたら、色白になり、疲れにくく睡眠時間も短くてすむようになりました」

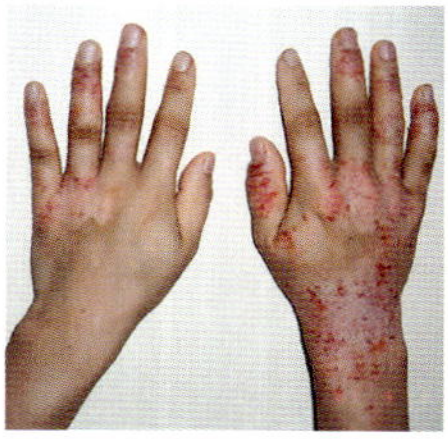

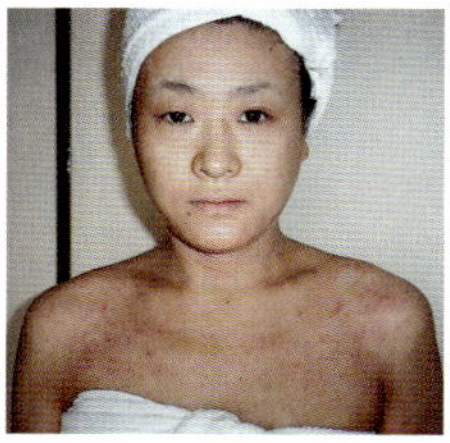

アトピーの一番ひどかった時期。「かなりの重症で、寝ていていてもかゆくて無意識にかきむしり、翌朝は体液で皮膚がシーツに張り付いてしまうほど。痛くて本当に大変でした」

※1　タンパク質を摂りながら、正しく糖質制限をする機能性医学を基本とした栄養療法。72ページ参照。
※2　旧石器時代の食生活を再現した食事のこと。遺伝子組み換えや化学物質を用いない食材を基本とする。

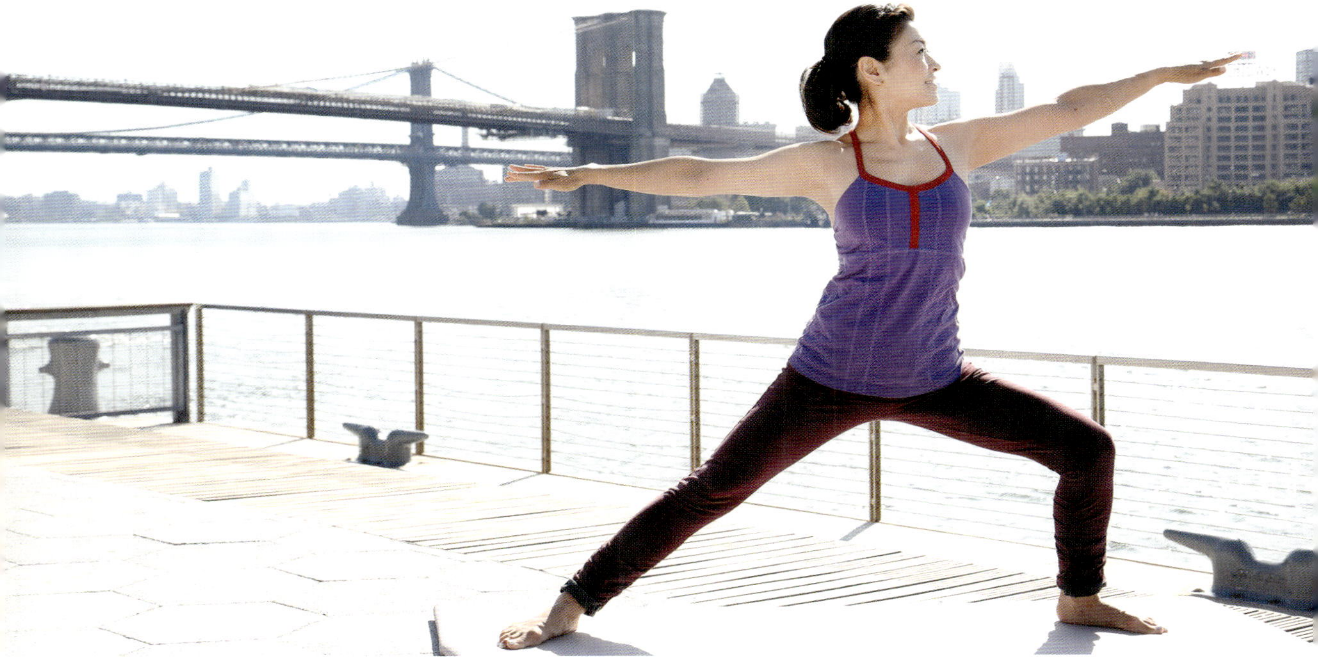

「ヨガはリビングフードを勉強しはじめたときからやっています。深い呼吸で循環もよくなります」

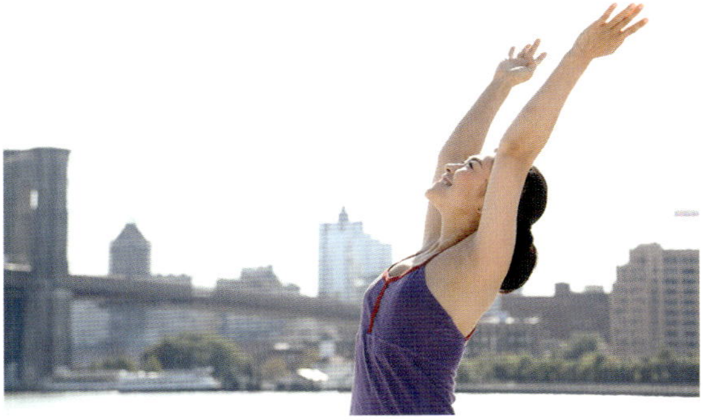

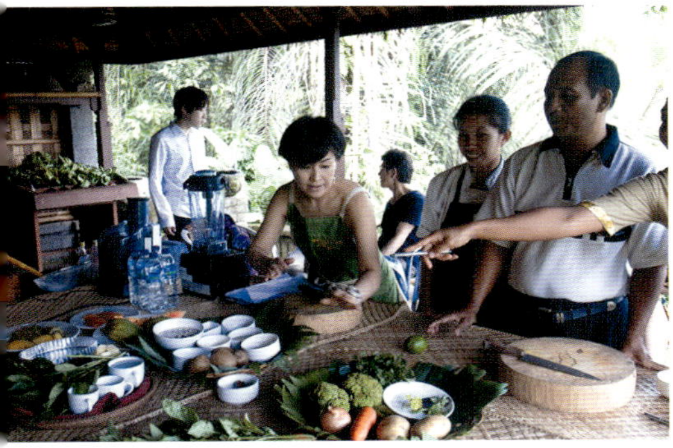

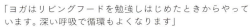

２年に１回ほど、バリ島にてリビングフードのリトリートツアーを主催。バイタミックスを使用して調理デモンストレーションも行っています。

美肌を内側からつくる・リビングフード

きれいな肌は、きれいな腸から。肌にも腸にもよい、食物繊維やビタミンなどの栄養素や、抗酸化作用の強い食材をたくさん取りましょう！

レシピ考案／いとうゆき　写真／宗野歩

グルテンフリー・バナナブレッド

小麦粉を使わず、キヌアやアマランサスなど栄養価の高い雑穀と
抗酸化力のあるアーモンドミルクのバナナブレッドで腸を整えましょう！

材料（5cm×6cm×18cmパウンド型）

玄米……40g
キヌア……15g
アマランサス……15g
コーンスターチ……45g
タピオカスターチ……45g
バナナ……2本
アーモンドミルク（または豆乳）
……100ml
なたねサラダ油……50ml
ココナッツシュガー（または甜菜糖）
……60g
重曹……小さじ1
自然塩……小さじ1/2
クルミ（乾煎りし粗く刻んだもの）
……1/2カップ（およそ40g）

つくり方

① 下準備をします。パウンド型の底と側面にベーキングシートを敷き、オーブンを180℃に予熱しておきます。

② 玄米、キヌア、アマランサスをバイタミックス（ドライコンテナ）に入れ、パウダー状になるまで撹拌し、ボウルに移してコーンスターチとタピオカスターチを加えてホイッパーで混ぜ合わせます。

③ バナナ、アーモンドミルク、なたねサラダ油、ココナッツシュガー、重曹、自然塩をバイタミックス（ウエットコンテナ）に入れ、なめらかになるまで撹拌します。

④ ②を3回に分けて③に加え、しっかり撹拌します。

⑤ ④をボウルに移し、クルミを加えてゴムベラでよく混ぜ、型に注いで180℃のオーブンで45分ほど焼きます。

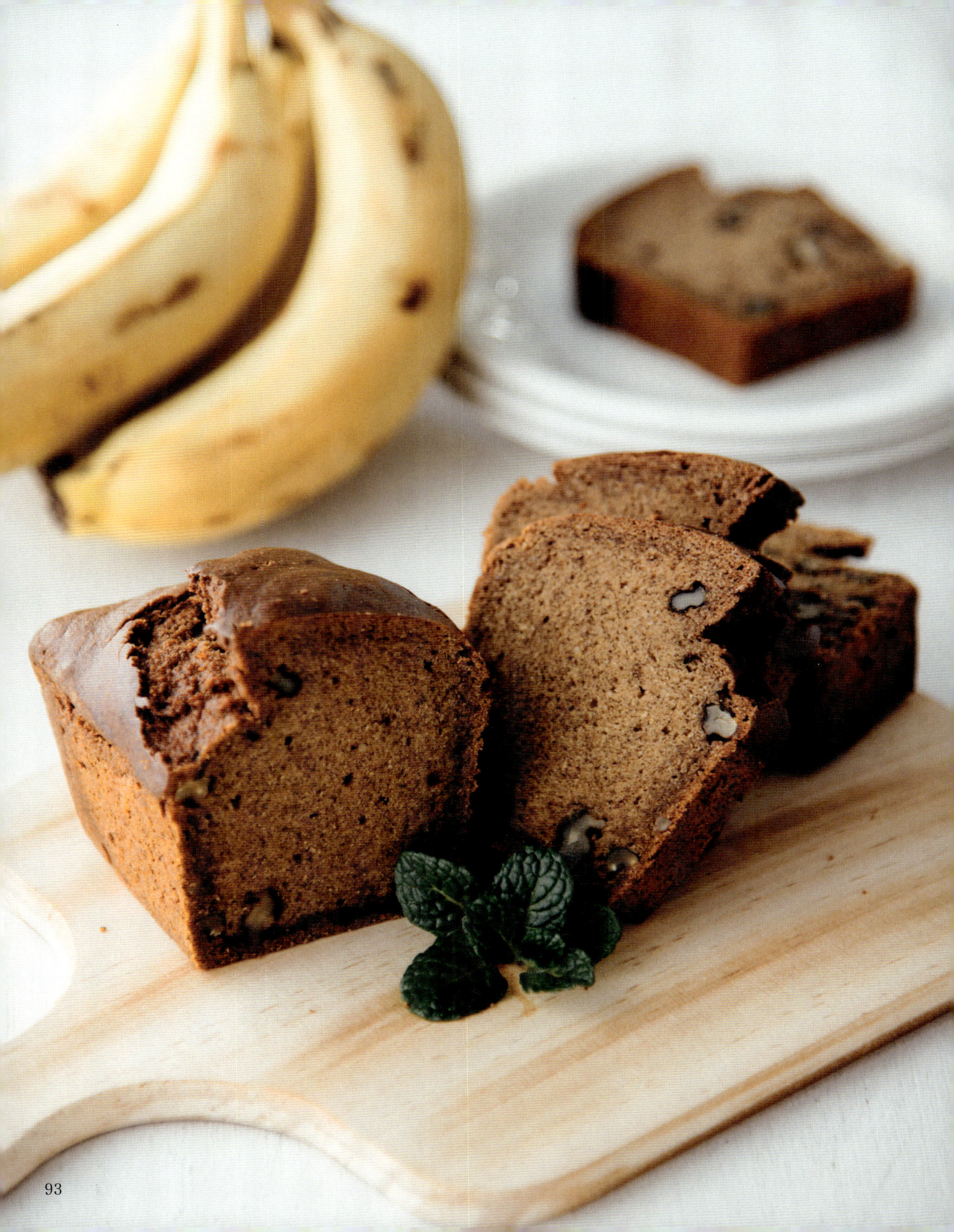

ラディアントスキン・オレンジスムージー

ビタミンC、カロテン、ビタミンEを豊富に含む食材で、
アンチエイジング＆美肌のための最強スムージー。カカオニブには保湿効果も！

材料（2人分600ml）

オレンジ……1個
にんじん……5cm（およそ50g）
アーモンド……大さじ3（およそ30g）
カカオニブ……大さじ2（およそ18g）
クコの実……大さじ2（およそ15g）
水……250ml

つくり方

① オレンジは厚皮をむき、適当な大きさに切ります。にんじんも適当な大きさに切ります。

② すべての材料をバイタミックス（ウエットコンテナ）に入れ、なめらかになるまで撹拌して完成。

大根パスタの
バジルアボカドクリームソース和え

アボカドには抗酸化作用や皮膚を丈夫にする作用が期待でき、
生の大根に含まれる炭水化物分解酵素アミラーゼは消化を助けてくれます。

材料（2人分）

大根……300g

〈バジルアボカドクリームソース用〉
アボカド……1個（およそ120g）
ヘンプシード……大さじ2
塩麹……大さじ1
レモン汁……大さじ1
にんにく……小1片
フレッシュバジル……5～6枚
水……50ml～（混ざり具合によって調整）

〈飾り用〉
プチトマト、フレッシュバジル……適宜

つくり方

① 大根を野菜製麺機で麺状にします。野菜製麺機がなければ包丁で長めの斜め千切りにします。

② アボカドとヘンプシード、塩麹、レモン汁、にんにく、フレッシュバジル、水をバイタミックス（ウエットコンテナ）に入れてなめらかになるまで撹拌します。混ざりにくい場合はさらに少量の水を加えてもOK。

③ ①を②で和え、プチトマトやフレッシュバジルをのせて、できあがり。

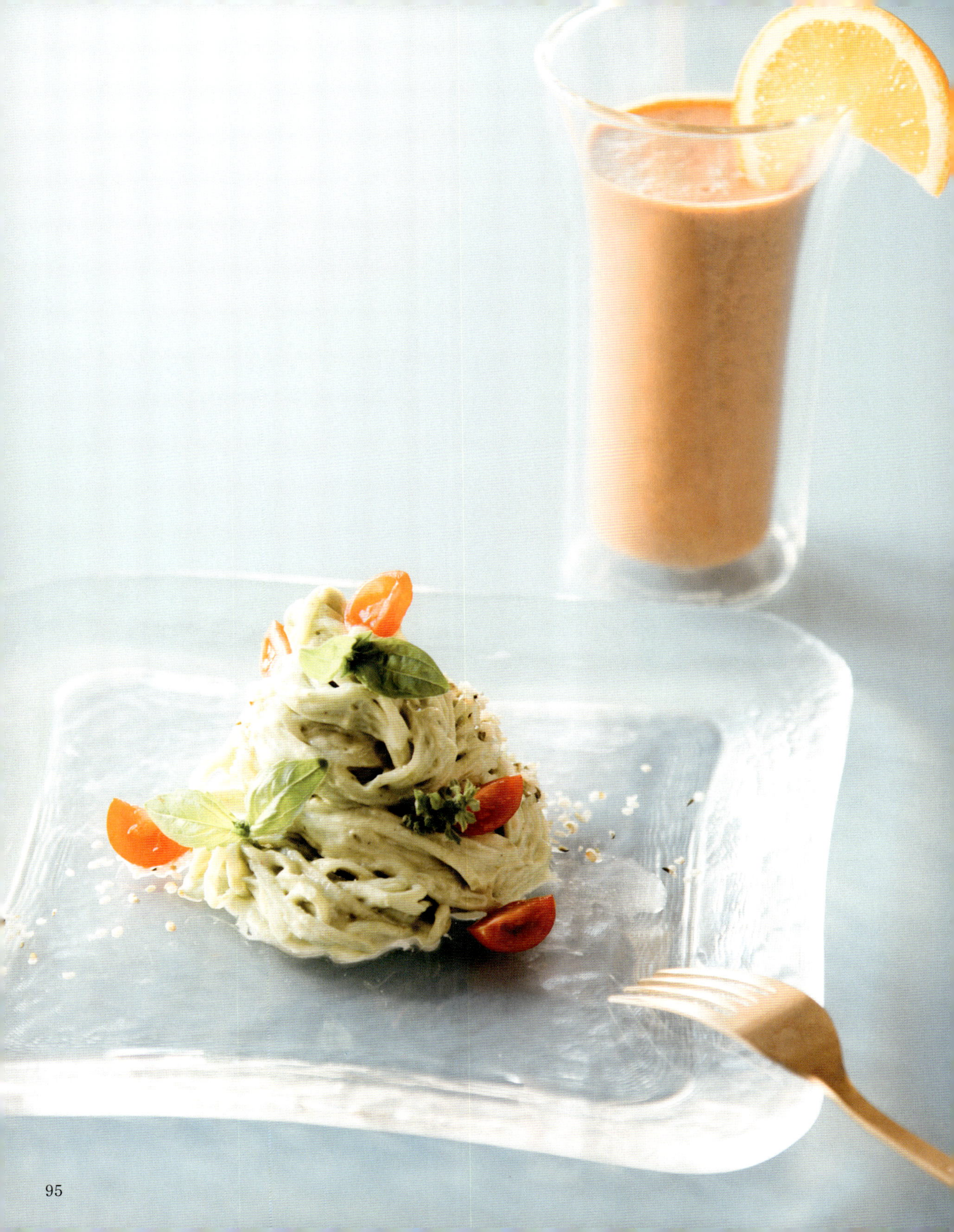

ひよこ豆とキヌアのハンバーグ

肌をつくるタンパク質（アミノ酸）を豊富に含むひよこ豆やキヌアを使います。
トマトは抗酸化、アンチエイジング作用も期待できます。

材料（8個分）

キヌア……大さじ2（およそ24g）
カリフラワー……60g
ズッキーニ……6cmほど（およそ60g）
椎茸……2枚（およそ60g）
玉ねぎ……1/4個（およそ60g）
ひよこ豆の水煮
……1と1/2カップ（およそ200g）
※大豆やグリンピース、枝豆でもOK
ニンニク……小1片（みじん切り）
生姜……小1片（みじん切り）
米粉……大さじ2
自然塩……小さじ1/3
黒こしょう……少々
オリーブオイル……大さじ1

〈トマトソース用〉
トマトの水煮……300g
ウスターソース……1/4カップ
自然塩……ひとつまみ

〈飾り用〉
アボカド、フレッシュバジル……適宜

つくり方

① キヌアを洗って10分ほど茹で、茶こしに上げて水を切ります。

② カリフラワー、ズッキーニ、椎茸、玉ねぎを適当な大きさに切り、ひとつずつバイタミックス（ウエットコンテナ）に入れて粗みじんにし、取り出します。低速スピード1を入れては切って、数回に分けてパルスするのがコツ。やり過ぎるとピューレ状になってしまうので注意。

③ ひよこ豆も野菜と同様にコンテナに入れ、低速スピードでつぶします。

④ フライパンにオリーブオイルを熱し、ニンニクと生姜、②の野菜を入れ、しんなりするまでしっかり炒めます。

⑤ ボウルにすべての材料を入れて混ぜ、6等分にして平丸型に成型し、フライパンで両面に軽い焦げ目がつくまで焼きます。

⑥ トマトの水煮とウスターソース、自然塩をバイタミックス（ウエットコンテナ）に入れ、軽く撹拌してから、鍋に移してひと煮立ちさせます。

⑦ 皿に⑥のソースを敷いて⑤をのせ、あればアボカドとフレッシュバジルを添えます。

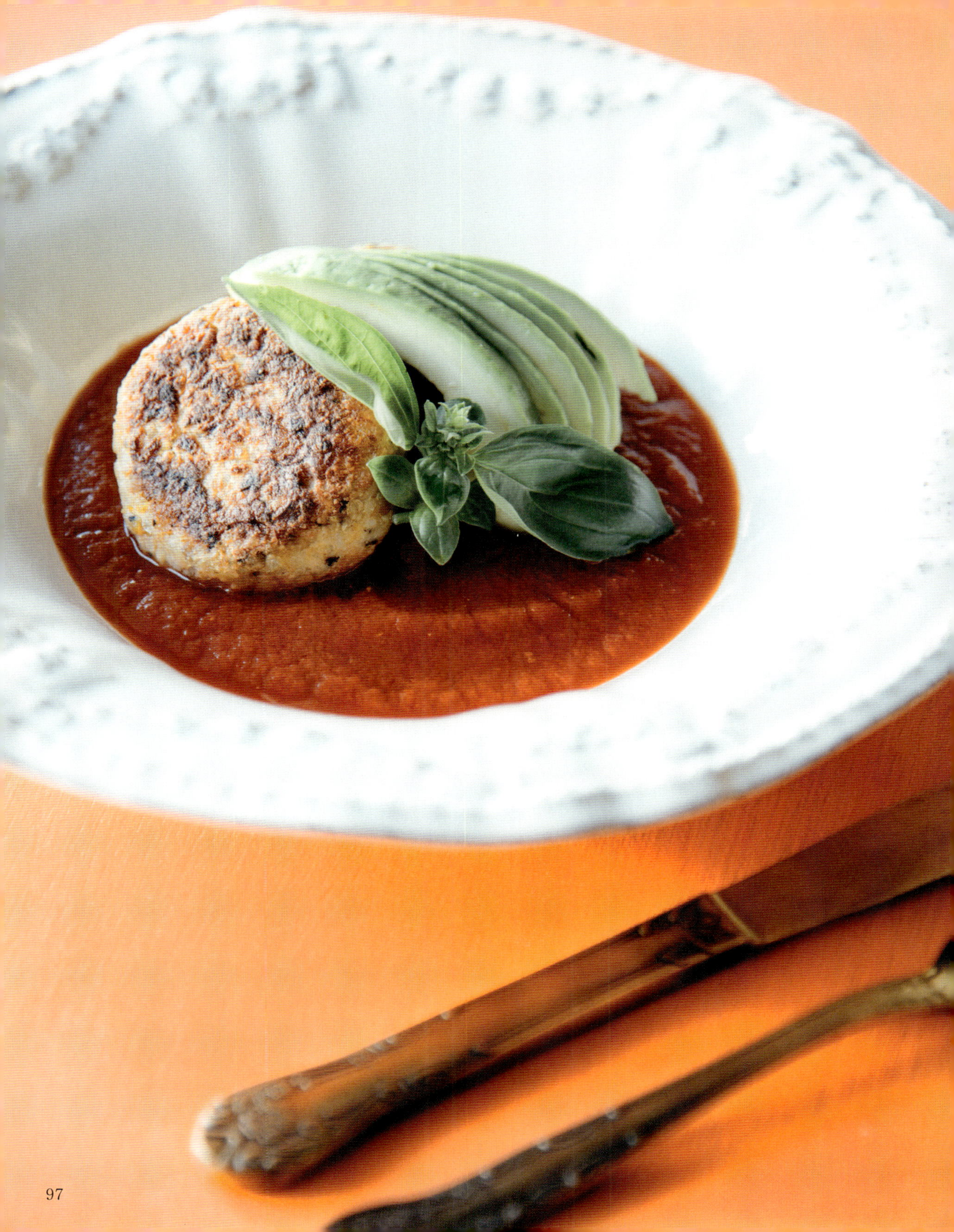

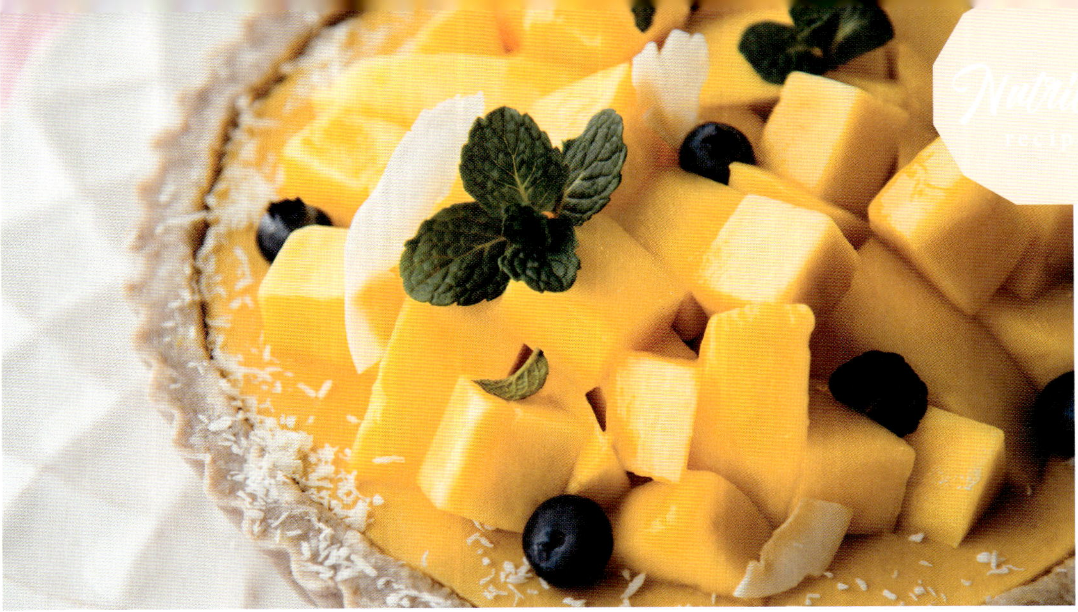

フレッシュマンゴータルト

オーブンなしでつくれるグルテンフリーのタルト。
マンゴーは健康的な肌に欠かせないβ-カロテンやビタミンAを多く含みます。

材料（直径18cmタルト型）

〈クラスト用〉
バナナ……1/2本（およそ60g）
ココナッツオイル（湯煎で溶かしておく）……大さじ3
自然塩……ひとつまみ
粗挽きココナッツパウダー
（またはココナッツロング）……1カップ（80g）
※ココナッツロングを使用する場合は、あらかじめ
バイタミックスで粗みじんの状態にしておきます。

〈フィリング用〉
マンゴー……3/4個（200g）
アーモンドミルク……70ml
水……50ml
アガベシロップ……大さじ1/2
粉寒天……2g

〈飾り用〉
マンゴー、ブルーベリー、フレッシュミント、
アガベシロップ……適量

つくり方

① バナナとココナッツオイル、自然塩をバイタミックス（ウエットコンテナ）に入れ、なめらかになるまで攪拌します。

② ココナッツパウダーを3回に分けて①に加え、ざっくりと混ぜ、タルト型に移して指で薄く敷き詰めます。

③ 適当な大きさに切ったマンゴーとアーモンドミルクをバイタミックス（ウエットコンテナ）に入れ、なめらかになるまで攪拌します。

④ 鍋に水とアガベシロップ、粉寒天を入れ、沸騰してから1〜2分ほど温めます。

⑤ ③を④に加え、再度沸騰させて火を止め、粗熱が取れたら②の型に流し入れて冷蔵庫で冷やし固めます。

⑥ 飾りのマンゴーとブルーベリー、フレッシュミントをのせ、アガベシロップをかけて、できあがり。

「美肌を内側からつくる・リビングフード」
素材解説

グルテンフリー・バナナブレッド（92・93ページ）

グルテンフリーは減量にも効果的といわれており、満腹感を得ながらダイエットができちゃうかも！　スーパーフードの「キヌア」と「アマランサス」はタンパク質と各種微量栄養素を含み、朝食に向いています。また、「バナナ」は、朝のエネルギーチャージに最適で、それとともに食物繊維による整腸効果も期待できます。「アーモンドミルク」は、肌や髪の健康に欠かせないビタミンB2や抗酸化効果のあるビタミンEを含みます。砂糖の代わりに「ココナッツシュガー」を使えば、ミネラルやビタミンも補えます。「クルミ」はサクサクとした食感を加えてくれるほか、ビタミンEによるアンチエイジングの効果が期待できます。アイスクリームやホイップクリーム、カットフルーツを添えれば、おもてなしのデザートにもぴったりです。

ラディアントスキン・オレンジスムージー（94・95ページ）

「オレンジ」は、メラニン色素の生成を抑え、コラーゲンの生成を促すビタミンCを豊富に含みます。また、「にんじん」のカロテンは皮膚や粘膜を丈夫にし、「アーモンド」のビタミンEは抗酸化、いわゆるアンチエイジング効果が期待できます。スーパーフードの「カカオニブ」には保湿効果のある良質な脂質カカオバターが含まれ、同じくスーパーフードの「クコの実」にはビタミンCがたっぷり！　全方向から美肌がねらえるスムージーです。

大根パスタのバジルアボカドクリームソース和え（94・95ページ）

森のバターと呼ばれる「アボカド」は、抗酸化効果のあるビタミンE、皮膚を丈夫にするビタミンAを多く含みます。スーパーフードの「ヘンプシード」を投入すれば、皮膚を構築するアミノ酸が補えます。発酵調味料である「塩麹」は、乳酸菌を含み、整腸効果が期待できます。「バジル」は香り付けのほか、β-カロテンによる抗酸化効果がありますが、アレンジでパセリやディル、パクチーなど好みの香草に置きかえてもOK。生の大根には炭水化物分解酵素であるアミラーゼが豊富に含まれ、消化を助けてくれるので、胃腸が疲れているときにもおすすめの一品です。

ひよこ豆とキヌアのハンバーグ（96・97ページ）

肌はタンパク質（アミノ酸）でつくられます。「ひよこ豆」でたっぷりタンパク質を摂取しましょう。「キヌア」もタンパク質を含み、そのほか数種のビタミンやミネラルを含みます。野菜をふんだんに入れることで、食物繊維がたくさん摂れて腸のお掃除にもなります。ソースに使う「トマト」は抗酸化作用があり、アンチエイジング効果の高いリコピンが豊富です。応用として、ひよこ豆の代わりに大豆やグリンピース、枝豆などを使ってもいいでしょう。

フレッシュマンゴータルト（98ページ）

タルト生地に小麦粉を使用しないため、グルテンフリーのタルトになります。オーブンも使わないので手軽につくれます。「ココナッツオイル」はエネルギーに変換されやすくダイエットに効果的な脂質であるうえ、お肌の保湿効果もあります。「マンゴー」は健康的な肌づくりに必要なβ-カロテンやビタミンAを多く含みます。また、「アーモンドミルク」は、肌や髪の健康に欠かせないビタミンB2や抗酸化効果のあるビタミンEを含みます。マンゴーの代わりにブルーベリーを使用すれば、ブルーベリータルトがつくれます。ブルーベリーには抗酸化力の高いアントシアニンが含まれるので、アンチエイジングをねらうならこちらもおすすめです。

テキスト／いとうゆき

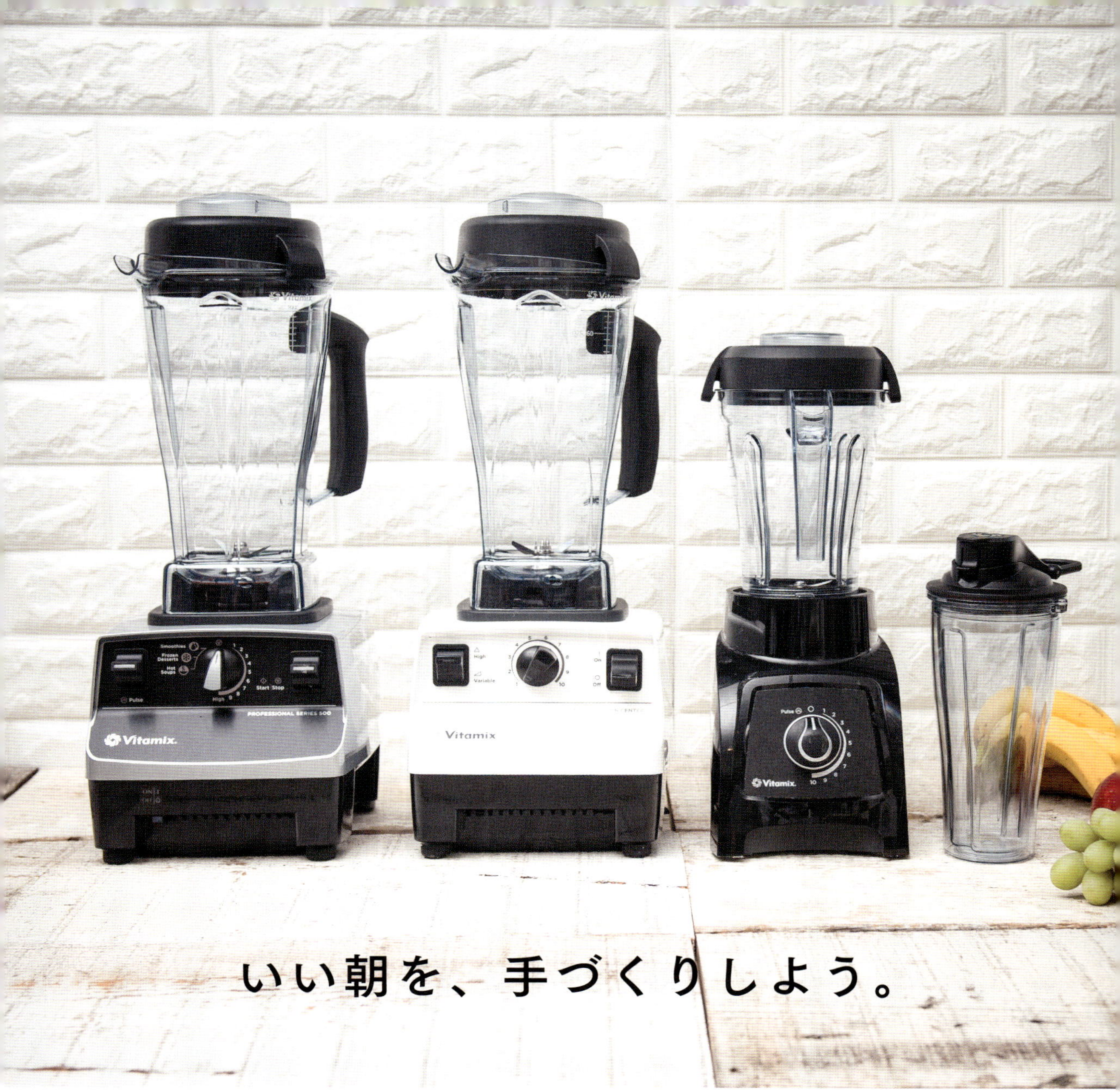

※商品はすべて、安心の７年保証です。

バイタミックスPRO500

サイズ：W190×D220×H510mm（コンテナセット時）／カラー：プラチナム／セット内容：本体（フタ、コンテナ、モーター）・タンパー・取扱説明書（日本語）＆レシピ（日本語）・DVD（日本語字幕付）

バイタミックスTNC5200

サイズ：W190×D220×H510mm（コンテナセット時）／カラー：ホワイト・レッド・ブラック・ステンレスシルバー／セット内容：本体（フタ、コンテナ、モーター）・タンパー・取扱説明書・レシピ（日本語）・DVD（日本語字幕付）

バイタミックスS30

サイズ：モーター W152×D229×H203mm・TO GOカップ H191mm・コンテナ H203mm／カラー：シルバー・ブルー・レッド・ライトグリーン・ホワイト・ブラック／セット内容：本体（フタ、コンテナ、モーター）・TO GOカップ・タンパー・レシピブック（日本語）

写真／金田亮

Vitamix

Q&A

Vitamixは高速回転なので、栄養素が破壊されてしまうのでは？

食材を細かく粉砕することで、簡単においしく食物を吸収することができます。Vitamixは種、皮、芯、葉、筋、根っこ、魚の骨まで粉砕可能なので、生で食すのに比べて、数倍、数十倍効率よく体内に摂取が可能です。

Vitamixを使った料理は、本当にからだにいいの？

市販の食品には添加物が使用されている場合がほとんどですが、Vitamixで調理したものは、お客さまが選んだ安心・安全・新鮮な食材で、自然のおいしさを活かしたレシピをお楽しみいただけます。

お手入れが大変そう……。

すごく簡単です。使用後はコンテナに水、もしくはぬるま湯と中性洗剤を適量入れ、回転したあとよくすすいで乾燥させるだけ。ブレードや、そのほかパーツ類の取り外しなど、面倒な作業は必要ありません。

高価なものだけど、うまく使いこなせるか不安……。

Vitamix専門の知識と経験を積み重ねたVitamix公認インストラクターが、全国各地でデモンストレーションを実施しています。また東京・新宿のVitamix Centerでは、よりVitamixを活用するためのヘルシーフード講習会を毎日開催しています。

すぐに故障することはない？

Vitamixはアメリカで95年の歴史あるブレンダー界の最高ブランドです。性能のよさはもちろんですが、非常に耐久性に優れているので、7年保証で長期間お使いいただくことができます。

ほかのミキサーと比べて何がいいの？

Vitamixは一般の家庭用ミキサーの3〜5倍のパワーで、食物の種や氷なども一瞬で粉砕します。高性能モーターと特殊ステンレスブレードがハンマーのように材料を叩きつぶし、人の咀嚼のように、一般のミキサーでは抽出できなかった栄養素を引き出すことができます。食物の細胞を分子レベルまで細かくするので、とてもなめらかなジュースやスープが楽しめます。普段捨てている、食物の皮や芯、種などもまるごと調理できるので、食物繊維をはじめ、ビタミン、ミネラル、近年注目の坑酸化物質（フィトケミカル）の摂取を可能にします。野菜、果物はもちろん、米、大豆、ナッツ類などの硬い穀物の調理も可能です。

音が大きいと聞いたけれど……？

その通りです。大きさの目安としては、掃除機や洗濯機などの家電の音と同じくらいの大きさです。スープなどの温かいものをつくる場合を除いて、Vitamixの音が一番大きくなる「HIGH」モードの利用は、通常30秒〜1分です。大きな音がするのは、ほんのわずかな時間です。

疲れを知らず、いつまでも若々しく活躍している人のキッチンに
必ずといっていいほどあるのが、バイタミックスのブレンダー。
それを使うことによって、野菜・果物の栄養を
まるごといただく“ホールフード”の習慣ができ、
余計なものをからだに入れたくなくなる健康な循環も生まれます。
忙しい朝でも手軽に使える便利さも、長く愛用される秘密かもしれません。
バイタミックスという“道具”から、
ヘルスコンシャスな暮らしにシフトしてみませんか？

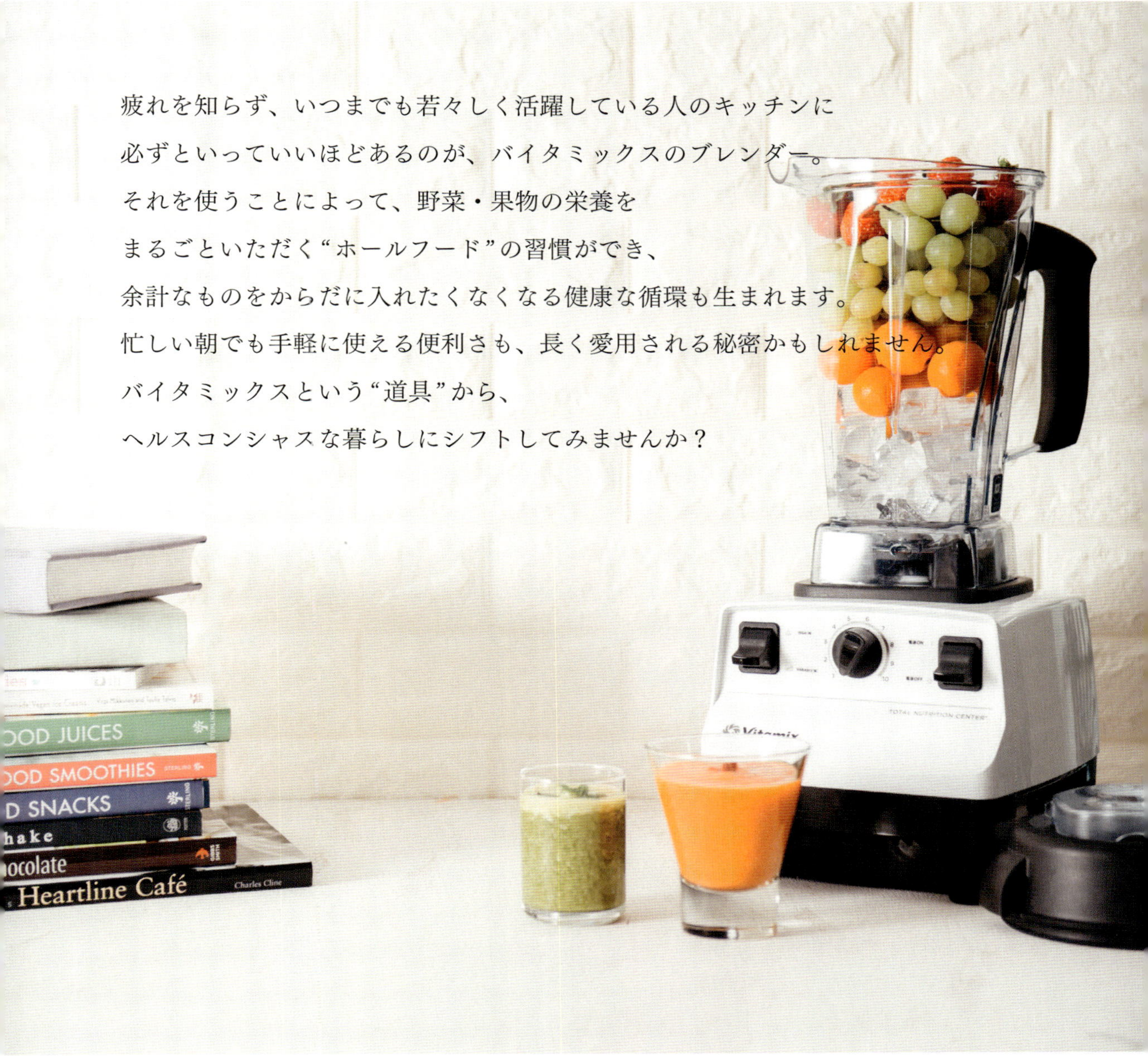

写真／宗野歩

アートディレクション・デザイン／久保洋子
デザイン／後藤祥子
スタイリング／吉良さおり
取材・文／揚石圭子（P8～13、44～55、64～75、86～91）
下田美保（P14～19）　吉良さおり（P30～35）
編集／揚石圭子
プランニング／佐藤舞
Vitamix公式HP　http://www.vita-mix.jp

きょうのカラダを、起動しよう。

カラダ・ココロ・マインドが整う食べ方と暮らし

2017年4月20日　初版発行

監修　株式会社アントレックス　http://www.entrex.co.jp

発行人　吉良さおり
発行所　キラジェンヌ株式会社
〒150-0073
東京都渋谷区笹塚3-19-2青田ビル２F
TEL:03-5371-0041
http://www.kirasienne.com
印刷・製本　モリモト印刷株式会社

Printed in Japan
ISBN 978-4-906913-60-2